一個人到一家人的

電鍋調養益膳

馬光健康管理書院／企劃

吳怡詩 醫師／著

馬光健康管理書院出版系列著作序

高宗桂 教授 / 馬光健康管理書院院長

　　在二十一世紀我們經歷商業時代進步到 e 世代，又匆匆來到 AI 世代，醫療相關產業更應該走在時代的前端，成為新世代的健康守護者。台灣馬光中醫醫療網做為幸福企業，本著照顧好患者、員工快樂上班、注重專業技能、處事誠實正直等四大宗旨，期望成為台灣最傑出的醫療體系。

　　目前持續有計畫的訓練員工培養服務熱誠，吸取醫療專業資訊以外，我們在二〇一三年十月十日成立馬光健康管理書院，結合醫療網內對醫療管理教育充滿熱情的專業夥伴，大家拿起筆記型電腦編寫專業著作，寄望能夠幫助這個人性管理的健康事業，提升內部員工專業品質，更進一步想拋磚引玉，吸引更多優良企業來結盟奮鬥。

　　處在目前知識經濟的時代，影響企業的關鍵不再是勞力或資本，而是掌握與活用專業知識。醫療行業更需要知識型的員工，具有當責與仁愛的精神，不僅能夠運用所研讀的醫療常識撫慰病患脆弱的心靈，更能夠激勵員工，使工作夥伴個個成為術德兼備的醫療人才。過去五年，我們已經陸續出版中醫

傷科、中醫內科與中醫婦科等普及版醫療相關書籍，未來三年內我們將出版馬光優秀青年醫師編寫的中藥藥膳保健、中醫保健技巧等中醫通俗著作，以白話但簡潔的敘述，使社會朋友很快能認同中醫學，進而能應用飲食與保健技術來利己利人，相信對民眾有一定的貢獻。

　　現在我們繼續出版科技普及著作，在整個叢書的建設過程中，堅持聘請中醫學、中藥學、管理學三個專業德高望重的專家組成編審委員單位，同時敦請出版中醫藥書籍較有經驗的編審人員來幫忙修正題材和內容，也聘請文學底子較深厚又懂中醫寫作的專家來校訂稿件。我們的叢書具有幾個特色：一、體現中醫藥學科的人文特色；二、匯集中醫臨床較有經驗的青年醫師編寫；三、堅持活用與實用的內容；四、盡量用白話的內容來闡述中醫的臨床意義。我們除了展現企業文化特點之外，更希望民眾訂閱本書院出版的系列叢書，進而了解中醫藥，愛好中醫藥，使用中醫藥，讓讀者享受中醫藥帶來的健康幸福！

結合時代變遷、飲食習慣改變與
各自體質的健康食養書

　　我與怡詩的初次相識，是在 2012 年受邀赴臺北為台灣的碩、博士研究生們講授脾胃臨床知識的課堂上，怡詩美麗、認真，給我留下深刻印象。後來我再次受邀赴台授課，儘管怡詩日常的醫療工作十分繁忙，但我還是開心地看到，怡詩在調整門診工作安排後，專門趕到臺北聽課並與我見面，充分體現了她好學的態度和做人的誠懇；也就是從那時起，同樣做事認真的風格連接起了我們的友好緣分。

　　最近，怡詩基於自己多年的臨床體會，耗費心血潛心著述，撰寫了《一個人到一家人的電鍋調養益膳》一書。我仔細拜讀此書，只覺眼前一亮，感觸良多。首先，該書緊扣人與自然不可分割以及人體臟腑、經絡與精氣神相互影響、彼此協調之中醫「天人相應」的經典理論，且結合時代變遷、飲食習慣改變與各自體質的不同，強調藥食同源，並在藥膳調理中充分體現自己的特色，難能可貴。其次，書中基於中醫「天人合一」的養身觀，依據幼兒、青少年、女性和亞健康不同的專科與人群特點，以通俗易懂、圖文並茂的方式，有針對性地量身定做了各種藥膳調理食療方案，既相宜又美味，力圖糾

正人們逐漸失衡的健康狀態，也有一定程度防病的作用，惠及眾生。最後，書中不忘提醒大家，日常所用之食材和藥材，其具有的性與味均有不同的適合人群，調理之前必須辨別清楚體質狀態，適時適量地進行調理，方能達到較理想的調養效果；還特別強調，具體使用時需留意特殊體質狀態的食療禁忌以及藥物間的交互作用，最大限度地避免藥膳使用不當而可能存在的潛在風險。

　身體健康是全人類的共同追求！隨著科技的發展和文明的進步，人們對健康的要求越來越高。我作為老師和朋友，真心祝賀怡詩寫出了一本這麼有意義的著作，自然也樂於為她作序！希望怡詩以此書為新起點，努力寫出更多有益於健康的書籍，繼續為人類健康做貢獻！

胡玲

2020.11.11 於花城

一人健康、一家人健康！

　　欣聞吳怡詩醫師的第一本書《一個人到一家人的電鍋調養益膳》出書了！與吳醫師認識多年，看著吳醫師扮演著女兒、人妻、媳婦、母親、醫師的多重角色，這也是現代婦女的寫照，有如「千手觀音」似的對內要照顧家中長輩、老公、小孩，對外要照護病患身體疾病的需求，更要保持自己的身體健康才能有體力與精神扮演好任何一個角色，把每件需要吳醫師服務的工作做好做滿！在工作忙碌之餘，總見到吳醫師永遠是精神百倍、掛滿笑臉，雖來去匆匆但每件工作也都能有條不紊，總覺得她一定有維持青春活力的「撇步」！今天終於答案揭曉了！

　　吳醫師將自己的生活經驗與臨床病患的需求，並灌注對家人的愛心、對病患的關心集結成書，用最簡單「一指按」的方式使用家中的電鍋就可以為自己和家人燉出營養美味的食補達到保健強身治未病的效果。既簡單又方便，

　　讓處於忙碌、壓力、多重斜槓工作又苦無好的方法照顧自己及家人的現代人，可遵循吳醫師的料理方法不費時輕鬆做，輕易地捕獲自己與家人健康、歡樂！一人健康、一家人健康！

　　本書深入淺出，由認識自己與家人體質開始「知己知彼、百戰百勝」，藥膳湯療最重要的是「吃的對、補的對」，絕不是一窩蜂亂補一通！接著依序根據讀者的需求；分別依幼兒專科、青少年專科、女性專科、亞健康專科設計多種方便、美味的藥膳湯療！這是一本值得擁有與實踐的好書，讓讀者能讀完此書「身體力行」後，健康滿分！歡樂不漏拍！幸福久久！

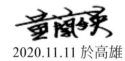

2020.11.11 於高雄

補得對，身體才會好！

　　大部分的人都以為治病是醫師的責任，病治不好也是醫生的問題。但是往往忘記了身體跟著我們幾十年，也需要好好的保養與維修。平時工作家庭生活日夜操勞，將健康無所節制的揮霍？連汽車都需要每五千公里進廠保養一次，更行況是我們的身體呢？用了幾十年，卻從來沒有好好善待保養它，所以生病大多是自己造成的。在感冒流行期間或是季節交替時，有人容易感冒，有人不會，這就是身體免疫力強弱的差異。如果平時沒有好好照顧自己的身體，豈能希望身體能夠好好回報您呢？

　　疼惜您的身體，調整改善虛弱體質，就從為自己和家人燉補開始吧！

　　中醫博大精深，我門診中常遇到有患者除了看診吃中藥調理，也希望藉由飲食進補來保養身體。所以我常被患者問到：「醫師，我該吃些什麼補呢？」

現代人工作忙碌，有時連基本三餐都無法顧及，所以進補燉補更是無暇，因此我把我在門診中的常用燉補藥方整理，加上患者常見的問題與衛教匯整，用最簡單「一指按」的方式使用家中的電鍋就可以為自己和家人燉出營養美味的食補達到保健強身治未病的效果。藉助食療養脾胃之氣，調肝腎之血，達到祛病養生的目的。

　　最要感謝馬光醫療網的黃福祥執行長給我出書的機會，讓我能分享所學，為中醫推廣盡一份心力，另外要感謝在出書的過程中幫我最多的美華姐及出版社的美玲，謝謝大家的努力與協助才能有這本書的產生。

吳怡詩

目錄

Part 1 醫療與飲食本同源

Part 2 常用保養藥材，你挑對了嗎？

Part 3 對症調理的美味食療

◎幼兒專科

Part 1

醫療與飲食本同源

補身、調體質，
從正確吃補開始

　　人體一切生命活動與大自然息息相關，也就是說，人和大自然是一個整體，具有不可分割的關係。人體臟腑、經絡及精氣神的活動相互影響、彼此協調，也可視為一個整體。臟腑的功能、氣血的運行都會受到天地的氣與季節變化所影響，所以自古以來先人均強調要效法自然，遵從「天人合一」的養生觀。

　　「整體觀」是中醫思維最為突出且重要的學術理論，一方面把人體五臟六腑看成是一個相互聯繫且彼此制約的整體，彼此之間也會互相作用與影響，另一方面則是把人體臟腑的病變、診治方法，與周遭環境、氣候、四時變化等自然因素連結起來做整體性考慮。所以在進行養生保健及疾病治療時，除了考量「整體觀」，也要顧及個別差異，做好辨證工作，而後才能對證施治或施膳。

　　在還不認識化學（成分）的遠古時候，人類祖先為了果腹求生存或治療疾病，不得不從自然界中到處覓食，從中認識許多動物、植物，有些可以供作飽食，有些甚至可產生一些治病效果，這就是「藥食同源」的基本觀念，同時也是藥膳的前身。

　　以自然之道養自然之生的「天人相應」養生法，是歷代以來中醫養生的精髓。並非在藥膳裡使用越昂貴的藥材，吃了就越健康，而是要配合時令節氣， 如春天補肝、夏天補心、秋天補肺、冬天補腎，同時要考量個人體質與病症，並且要了解各種藥材的性味、功效、適應對象與使用禁忌等藥理，才能達到真正防病與治病效果。簡單的說，必須在中醫理論的架構底下，方能稱為「藥膳」。

　　「陰陽五行學說」源自古人對自然界的觀察。古代中醫學家，在長期臨床醫療實踐中，把這些理論運用在醫學領域，藉以說明人體生理功能和病理的變化。在人體內「陰陽」就像一個天平，當身體處於平和、健康的狀態，此時內在天平是處於平衡狀態，表示陰陽兩邊的實力相當。然而人體原本就具有自我調節的能力，所以天平輕微擺動是正常的，若任何一方實力過大或者不足，都會導致天平擺動幅度過大而失去平衡，這就是中醫所稱的陰陽不平和，即為病理狀態，要想使陰陽恢復平和，就要從正確食補開始。

看看你是哪種體質？
補對很重要

　　許多人都曾有食補之後覺得心煩、口乾舌躁，甚至有流鼻血、喉嚨痛、長青春痘、失眠等現象，這往往是濫用或使用錯誤所造成。

　　依據中醫理論，探究致病原因與機轉之前，需要先辨別體質。體質的構成包含先天遺傳以及後天環境促使，約略可分為寒、熱、虛、實等四大類，而虛證又細分為氣虛、血虛、陰虛和陽虛，痰濕、氣鬱、血瘀等體質則屬於實證。中醫的治療原則是「補虛益損」、「虛者補之」、「實者瀉之」，由於每個人的體質不同，因此食補必須根據個人的體質來選擇適合的食材與藥材，以免補出反效果。

　　如何簡單判斷自己的體質？你可透過本書〈附錄—中醫體質自我檢測〉的表單了解自己的體質。

熱性體質

　　熱性體質就是我們經常聽到的「熱底」，這種體質的人常會自覺身體比較燥熱，相對比較怕熱，不喜歡吃熱的食品，喜歡吃寒涼屬性的食物，例如瓜果類、冰品、冷飲。不過，這種熱通常不是實性的熱，而是體內「陰」不足所致，過食寒涼、貪涼的後果，往往會加重陰的損傷程度，加重陰陽失衡的狀態。所以這類體質的人，首先要戒除冷飲、冰品及寒涼食物，多吃些平性或滋陰的藥食，同時還要減少攝取油膩、辛辣、燥熱的食物。

清熱藥食： 鴨肉、冬瓜、苦瓜、紫菜、海帶、芹菜、蘿蔔、蓮藕、
　　　　　絲瓜、荸薺、西瓜、梨、甘蔗、柚子、菊花等。

寒性體質

　　寒性體質（也就是寒底）的人，常常自覺怕冷或手腳冰冷，總是穿得比別人多，喜歡吃熱的食物，如果稍微吃到瓜果類的寒性食物或是吃冰品、冷飲，就容易出現解軟便或腹瀉情況，這主要是因為體內的「陽」不足。中醫認為陽氣有溫煦、推動的作用，如果陽氣虛衰就容易出現寒的現象。因此這類體質的人除了要禁食寒涼屬性食物以及冷飲、冰品之外，亦不能用辛熱類藥食大補，以免使體質產生偏頗，應以可以助陽通絡的溫熱屬性藥食為主。

祛寒藥食： 生薑、蔥、韭菜、洋蔥、胡椒、蝦、羊肉、黑豆、桂圓肉、
　　　　　荔枝乾等。

氣虛體質

　　氣虛體質的人常會有陽氣不足現象，身體整體機能較弱，容易感冒生病，因此食補要以養護陽氣為主。氣虛與陽虛體質一樣，食補時都不能躁進，要用緩補、溫補的方式，以免補益不當造成上火或加重陽氣的損傷。使用補氣藥食的同時也要搭配一些行氣理氣的藥食（參考「氣鬱體質」行氣藥食），例如陳皮，以幫助氣機暢通，避免補氣藥造成氣機瘀滯，反而容易讓身體產生痰濕或血瘀。

補氣藥食： 黃耆、人參、黨參、黃精、山藥、蓮子、烏骨雞、鴨肉等。

<table>
<tr><td>

```
血
虛
體
質
```

</td><td>

血虛體質的人多半氣血不足，食補要注重養血同時兼顧滋陰。中醫認為，津血同源、精血同源，血虛與先天之精、津液有一定關聯性，而這些在中醫都屬陰，所以調養血虛問題，必須兼顧滋陰。一般來說，在調養血虛狀況時都會搭配補氣藥食，因為氣能生血、氣行則血行，同時調理氣血才能較快達到改善血虛的效果。

</td></tr>
</table>

補血藥食： 紅棗、當歸、熟地黃、枸杞子、阿膠、黑木耳、桑椹、桂圓肉、荔枝、黑芝麻、烏骨雞、牛肉、海參等。

<table>
<tr><td>

```
陽
虛
體
質
```

</td><td>

陽虛體質的人通常比較怕冷，所以食補應採溫補法。從中醫角度，溫補陽氣要從補腎著手，因為腎為先天之本，是一身元陽所在，腎陽就像身體內的火源，唯有顧好這個火源，才能使全身臟腑功能旺盛。陽虛體質的調理，不能過於急躁，也不能大補，除了要補腎還要兼顧脾胃，因為脾胃功能好，才能將精微物質轉化與輸布到全身器官組織，使得氣血生化源源不絕。

</td></tr>
</table>

補陽藥食： 杜仲、鹿茸、巴戟天、補骨脂、冬蟲夏草、糯米、核桃、荔枝、羊肉、蝦等。

<table>
<tr><td>

```
陰
虛
體
質
```

</td><td>

陰虛體質的人多半比較怕熱，陰不足陽則會過亢，會產生虛火，比較容易有燥熱現象，食補時要以滋養陰液為主。中醫所謂的陰液包括津液、血液等，所以調養陰虛問題時，通常會搭配養血、填精的藥食，以增強養陰效果。滋陰藥物大多屬性滋膩，久服易損傷脾胃，容易引起消化不良、腹脹等不適，所以滋陰食補要兼顧健脾理氣，也不宜長期大量食用此類藥食。

</td></tr>
</table>

滋陰藥食： 沙參、玉竹、百合、麥門冬、銀耳、蘋果、無花果、桑椹、黑芝麻、牛奶、雞蛋、烏賊等。

痰濕體質

　　痰濕體質的人通常新陳代謝較差，體內代謝的廢物不易排出，因此飲食方面須特別留意避免油膩、高熱量食物，食補重點應以化痰祛濕為主。中醫認為痰與濕為陰邪，屬性重著黏滯，常會阻礙氣的流通，一旦體內陽氣不足就無法順利代謝痰濕廢物，所以除了多運動幫助陽氣通達，還可透過補陽及祛痰利溼的藥食進行食補。

利濕藥食：茯苓、薏苡仁、赤小豆、冬瓜、絲瓜、蘿蔔、海帶、紫菜、蓮子、荷葉、生薑等。

氣鬱體質

　　氣鬱體質的人最明顯的問題是體內氣機不順暢，因此食補以行氣開鬱為主。中醫的臟腑觀點認為氣機的疏通主要由肝所主導，所以要改善氣鬱體質必須增強肝的疏泄功能。此外，有肝鬱現象的人，脾胃消化吸收功能容易受干擾，因此調養氣鬱體質也不能忽略健脾理氣藥食的搭配。

理氣藥食：茴香、山楂、陳皮、白荳蔻、草荳蔻、玫瑰花、洋蔥、蘿蔔、橘子、柚子等。

血瘀體質

　　血瘀體質的人表示身體的血液運行較不順暢，容易產生瘀阻，可能會使局部產生疼痛不適，這種體質的人也比較容易發生心血管疾病。改善血瘀體質，食補需要從活血化瘀、疏通經絡等方面著手，在各種常見的體質種類中，氣虛者常常因為氣的阻滯不通影響血行，最終演變成血瘀體質，因此食補內容也需要配合行氣調氣的藥食，有助於增強活血化瘀疏經通絡的功效。

祛瘀藥食：桂皮、川芎、丹參、三七、黑豆、韭菜、山楂、桃子、李子、柚子、玫瑰花等。

藥膳食補也要
量身訂做

幼童調養

　　中醫認為，幼童體質為純陽之體，且「五臟六腑，成而未全，全而未壯」、「臟腑柔弱，易虛易實，易寒易熱」，所以不適合過食補益之品，除非是素來體弱多病，此時可以根據病症與體質適度調補，不過選擇補益藥膳時，要採溫補法，宜選用性味平和的藥食，避免使用過於燥熱大補的藥材。

　　幼兒時期至青春期，是人體生長發育最迅速的階段，此時調養通常以「健脾胃、補腎氣」為主，目地是增強脾胃消化吸收功能，以便獲得充足營養，使得生長發育正常，並順利度過所謂轉骨（轉大人）的階段。

婦女調養

　　女性在先天上就與男性不同，具有所謂月經、懷孕、生產、哺乳等生理週期，不同生命階段的婦女，因為生理需求不同，所需之營養成分不同，也有不一樣的補法。

　　月經初潮後的二、三年，女性的月經週期才算比較穩定，成年女性要讓月經週期規律，避免經前不適，此時調養以「養肝」為主，可以適時用當歸、熟地、枸杞、紅棗、桂圓肉等藥材作為食補。孕齡期婦女在妊娠、生產、哺乳時，身體所消耗的營養較多，且容易產生血虛問題，調養則以「補血、養血」為主。熟齡婦女，腎氣漸衰，氣血多有不足，所以要兼顧「補肝腎、益氣血」。

男性調養

中醫認為，女子以肝為先天，首重養血，男性則以養精為主，這裡的精是指腎精（腎氣），腎主藏精、主生長發育，男性的生理特點為生精與排精，精氣滿就會溢瀉，所以男性養生要以精為本。

中醫素來重視臟腑的整體協調性，養腎之外也要同時養肝，因為「肝腎同源」，腎藏精、肝藏血，精與血會互相轉換，且來源相同，精、血都是由飲食中的營養素轉化而來的，所以調補肝腎的同時也要重視後天之本——脾胃的調理。因此，男性可以適時以冬蟲夏草、枸杞、核桃、山藥、人參等藥材做食補調養。

高齡調養

隨著年齡增加，人體臟腑整體功能逐漸衰退，氣血虛衰，精氣神不足，所以大多數人都會想透過食補來養生。高齡族群食補原則以「補益腎精（腎氣）」為主，腎精（腎氣）充足就能延緩衰老速度。不過高齡者脾胃功能減弱，不適合使用過於燥熱的大補之品，因此要先從脾胃功能的維護著手，有良好的消化吸收功能，才能使食補的營養價值與療效發揮到最大化。

病患調養

中醫有句話說「虛不受補」，身體過於虛弱的人，通常脾胃消化功能較差，過度服用補品或是不當進補，可能會有消化不良、腹脹等情況發生，不僅無法吸收補益之品，反而會造成身體負擔。

久病者，身體元氣消耗太多，體內陰陽失衡情況嚴重，容易發生所謂「虛火上亢」，此時如果不當進補反而會助長虛火，使得陰陽失衡更為嚴重。因此，久病者以維護元氣為主，適合選用平和性味的藥物來慢慢調養，使體內臟腑功能逐漸恢復。

聰明吃，
才能達到進補功效

　　中醫藥膳食補大多由中藥材與食材共同烹製而成，主要就是藉著藥物療效與食材營養價值，以達到調養身體、改善體質、幫助病後復原以及預防疾病等目的。因此對於中藥材的藥理特性與搭配使用注意事項，必須深入了解，若使用不對證或忽略了中藥使用的禁忌，反而會對健康產生危害。

認識中藥的獨特個性

　　中藥之所以能夠產生防病、治病的作用，主要是因為藥物本身的特性，透過這些獨有的屬性，藉以矯正失衡的健康狀態。日常所食用的食材、藥材都有「性」與「味」，每一種屬性與氣味都有不同的療效與適應症，食補之前正確辨認體質，再針對體質選擇適合的藥食，才能確實達到調養效果。

四性

　　中藥的四性，又稱「四氣」，就是指寒、涼、溫、熱四種藥性，除此之外還有一類平性藥，它是指寒熱偏向不明顯、藥性平和、作用較為緩和的藥材。寒、熱、溫、涼這些特性主要是針對藥物作用在身體所產生的反應，其中寒涼屬陰，溫熱屬陽，而寒與涼、溫與熱則是程度上的差別，每一種藥性都有其獨特的作用，通常會選擇與體質或疾病相反的藥性，例如要改善寒性體質多半會選擇溫熱屬性的藥食，反之，熱性體質則需要選寒涼性的藥食。

寒性 屬陰
作用：清熱解暑、瀉火通便、消除熱證。
藥物代表：黃連、黃芩、金銀花、知母等。

涼性 屬陰
作用：降火氣、清熱除煩。
藥物代表：西洋參、薏苡仁、羅漢果等。

溫性 屬陽
作用：祛寒、溫中補虛。
藥物代表：紅棗、當歸、川芎、桂圓肉等。

熱性 屬陽
作用：祛寒、溫經止痛。
藥物代表：肉桂、附子、炮薑等。

五味

　　所謂五味，**就是指酸、苦、甘、辛、鹹五種味道**，此外還有淡味。五味的區別，主要是透過口嘗，用人的感覺器官辨別出來的，它是藥物真實味道的反映，更是對藥物作用的高度概括。**中醫把五味的作用特點總結為：「酸收、苦泄、甘補、辛散、鹹軟堅」**，其中辛、甘、淡味可歸屬陽，酸、苦、鹹味屬陰，防治疾病主要是根據藥味的療效與適應性，來矯正陰陽失衡狀態。

酸味

作　　用：具收斂、固澀作用，多用於生津開胃、止汗、久咳不癒、遺精滑精。

對應器官：肝。

藥物代表：烏梅、五味子、五倍子、山茱萸等。

注意事項：不宜過食多食，否則會損傷筋骨；感冒者不宜服用此類藥食。

苦味

作　　用：具清熱瀉火、解毒、除煩、通泄大便等作用，用於治療咳喘、噁心嘔吐等症。

對應器官：心。

藥物代表：黃連、大黃、黃芩等。

注意事項：食用過多易導致消化不良、口乾舌燥、便祕、乾咳等症；體熱者慎用。

甘味

作　　用：具有補虛止痛、緩和藥性、調和脾胃作用，用
　　　　　於正氣虛弱、多種身體疼痛。

對應器官：脾。

藥物代表：紅棗、甘草、飴糖等。

注意事項：過食容易發胖、損傷牙齒、上腹脹悶，糖尿病
　　　　　及齲齒患者應減少食用。

辛味

作　　用：具有發散風寒、行氣行血作用，用於治療風
　　　　　寒表證，感冒發燒、頭痛身重等症。

對應器官：肺。

藥物代表：麻黃、桂枝、生薑、防風、白芷、細辛等。

注意事項：陰虛導致體內有虛火者忌用。

鹹味

作　　用：具有瀉下通便、軟堅散結作用，用於治療大
　　　　　便乾硬、腫瘤、結核等。

對應器官：腎。

藥物代表：芒硝、鱉甲、牡蠣等。

注意事項：過食血壓易升高、使血液流速變緩，心血管
　　　　　疾病及中風患者忌食。

留意藥物間的交互作用

食補藥膳中通常會使用一些中藥材，藉著這些藥材的功效來達到滋補、調整體質的作用，不過，這些經常被用於藥膳的藥食，例如枸杞、紅棗、黃耆、當歸等等，往往被忽略它們也是藥，除了需要注意中藥材的搭配宜忌，也要留意中藥與西藥之間可能產生的交互作用，這些作用可能會導致藥品療效增強或是削減藥效，也可能會引起不利的副作用，因而影響疾病的治療。尤其是長期慢性病患者、體弱久病者，最常運用食補來調養，更需要留意藥味的使用。

藥膳中常見的人參、熟地、當歸、黃耆等中藥，容易與治療高血壓、糖尿病、心臟病等慢性疾病的藥物起交互作用；薑也是藥膳中的常見配料，若與抗凝血或抗血小板藥品併用，可能會增加出血的風險；中藥常被用來作為調和劑的甘草，也會影響許多藥物的效果，患有高血壓及糖尿病者也應避免過食甘草；患有自體免疫疾病，如類風濕性關節炎、紅斑性狼瘡的病患，不適合食用含有人參、靈芝、樟芝、冬蟲夏草等可能刺激免疫機制的藥膳，以免影響病情控制。因此食補之前務必要了解自己所服用的藥物以及藥膳成分，並詢問專業醫療人員是否有產生藥物交互作用的可能性，正確食補才能避免影響健康。

各種疾病食用藥膳應注意事項

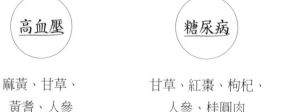

高血壓	糖尿病	自體免疫疾病
麻黃、甘草、黃耆、人參	甘草、紅棗、枸杞、人參、桂圓肉	人參、靈芝、樟芝、冬蟲夏草
可能影響血壓或血糖，或造成藥物交互作用。		可能刺激免疫系統作用，使疾病惡化。

避開藥膳中的潛藏危險

　　一般來說，藥膳多由中藥材與食材組合而成，其中食材多為肉類，為了去除肉腥味，或是輔助藥性發揮，常會加入少許酒，因此這類藥膳就不適合有使用鎮靜安眠藥、抗組織胺、抗膽鹼類藥物者，因為酒精可能會使這類藥物作用增強。此外，食用含有酒類的藥膳，可能導致精神不濟，增加開車或操作機械的危險性，須特別留意。

　　有心血管疾病史及肝臟疾病（如肝硬化、慢性肝炎）的患者絕對禁止食用含酒精藥膳，尤其是市面上販售的藥膳食品，因為對於藥膳成分不能確實掌握，應盡量避免，以免誤食含有酒精的藥膳。

　　此外，以肉類作為食材的藥膳，熬製時間較長，因此湯頭較為油膩，且鈉、鉀含量高，有代謝性疾病（如高血脂、糖尿病、高膽固醇、痛風）、高血壓、腎臟疾病者，應避免長期大量食用，此類患者若要食用藥膳，可改用蔬菜、根莖類作為搭配食材。

食補要適時適量

　　藥膳食補的優點在於中藥材的劑量與藥味相對於中醫固有方劑較少，對於身體的副作用危害較小，不過任何藥物都有適應症與禁忌症，所以食補之前還是要詳辨體質，徵詢專業人員意見之後再食用。

　　如果有慢性疾病者，不能偏信坊間食療方，而忽略正規治療，僅能將藥膳作為體質改善或疾病復原的輔助，不能用來代替正統醫療與藥物治療。

　　進行食補也不能過量，尤其是久病體弱者，腸胃消化功能差者，過食藥膳的肉類或湯頭，會阻礙脾胃功能，增加身體代謝負擔，並且影響疾病病情的控制。

留意特殊健康狀態的食補禁忌

體質與健康狀態是食補前必須考量的重要因素，正確選擇適合自身當下身體狀況的藥膳，才能得到最佳效果。

一般來說，患有感冒、發燒等外感病症時不宜進補，因為可能會將外邪留在體內而產生後遺症；如果有發燒、急性炎症等情況也不宜食補；女性生理期不宜任意進補，尤其是補血、補氣類藥物，可能會誘發出血或使月經不規律；如果本身有長期慢性疾病，例如糖尿病、高血脂症、高膽固醇、高血壓等疾病，需要將特殊疾病飲食的限制（如限制糖、鹽（鈉）等攝取量）列入考慮，以免影響疾病病情控制。

若過去食補之後曾會出現口乾、口臭、口腔潰瘍、便祕、青春痘等不適症狀者，可能是食補過度或是補的內容不對，建議食補之前都要徵詢專業醫療人員意見。

冬天手腳冰冷宜多吃薑母鴨、羊肉爐、燒酒雞嗎？

寒流來襲氣溫驟降，市面上各式各樣的養生食補紛紛推出，例如燒酒雞、薑母鴨、羊肉爐、麻油雞等紛紛出爐，而這些食補都有共同的特點就是：高熱量、高蛋白、高脂肪及膽固醇，因此有慢性疾病之患者就要特別留意。針對體質屬於燥熱的人（長期熬夜火氣大、容易口苦、口臭、便秘、痔瘡）及更年期陰虛燥熱者、免疫疾病患者、慢性病三高患者和 3 歲以下孩童等族群都不適合吃熱補反而容易上火，容易讓血壓上升或產生半夜睡不著的現象。

滴雞精和雞精也能達到進補的功效嗎？

滴雞精和雞精都由雞肉燉煮而來，虛弱的人想要真正補充體力，攝取蛋白質，可以藉由雞精或滴雞精達到效果。但是不建議以下 3 類族群天天喝：

1、**慢性腎臟病患者**：由於雞精內含豐富鉀離子與蛋白質，恐加重腎臟負擔。

2、**高血壓患者**：有些滴雞精或雞精含鈉量偏高，恐造成血壓升高。

3、**痛風患者**：滴雞精或雞精屬普林類食品，可能導致尿酸升高，不利痛風控制。

在我的婦科門診常中有備孕調理的患者聽信廣告滴雞精有助孕功效而一天一包滴雞精，卻不知自己的體質不適合喝而導致內分泌紊亂，引起月經失調影響排卵。

滴雞精及雞精雖然有他的功效但不能把它當作唯一營養來源，平日在家自己燉雞喝湯吃肉的營養價值也不輸給滴雞精。雞精和滴雞精可當作方便吸收的補充品，如果過分依賴而營養失衡反而得不償失。

試想某冬天的晚上，幫全家人燉煮一鍋營養美味雞湯，全家人用餐喝湯聊天是多麼幸福的時光啊！

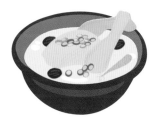

中藥選購及
儲存注意事項

高貴藥材不等於最佳療效

　　食補的重點在於選擇最適合的藥膳來調整失衡的健康，所以選擇重點應該是針對體質選藥材，而非藥材價格的昂貴與否。食補材料中多為藥食兩用的中藥材，許多人會認為吃補就要用高級珍貴藥材，不過價格與療效不能畫上等號，而且也不是每個人都適合吃這類珍貴中藥。許多中藥材的功效很類似，且彼此之間是可以互相替代的，舉例來說，要補氣虛，不一定非要使用昂貴的人參，黃耆、黨參搭配其他藥材也能達到補氣效果，不一定要用最貴的藥材才有效，所以要破除貴就是好的迷思。

　　此外，選擇食補中藥材除了要針對體質、健康狀況，也要慎辨藥材真偽。許多珍貴藥材因為產量少，經過炒作之後價格翻漲數倍，相對容易出現仿冒品、偽品，購買此類藥材務必選擇值得信賴的商家，確認藥材來源與安全性，目前中藥材大多仰賴進口，正規管道進口商都會有相應的證明文件，購買時可做為參考。

藥材色澤太白太鮮豔不等於新鮮

許多藥食兩用的材料會被用於烹製藥膳或入菜，例如枸杞、紅棗、蓮子、銀耳等，這類食材因為銷售量大，為延長保存期限以及有很好的賣相，商家通常會經過一些後製過程。

中藥材有所謂炮製過程，目的是將生藥製作成可入藥的飲片，這些都是正常的處理程序，這類處置後的藥材顏色大多保有藥物本身色澤，不會過於鮮豔白皙。部分商人卻利用燻硫磺的方式，來預防發霉、長蟲，或是使用漂白的方法，讓藥材色澤變白，所以購買這類藥材，一定要仔細觀察藥材的顏色、聞聞是否有藥材本身氣味，過於鮮豔且顏色一致，或是藥材有不正常味道，多半是經過處理的，不宜購買。

藥食兩用藥材使用率很高，烹煮之前一定要仔細漂洗，讓藥材上殘留的農藥、硫磺及髒汙釋出，再做烹煮程序。

中藥材要正確處理及保存

食補藥膳中經常使用的藥食兩用藥材，建議找值得信賴的商家購買，且購買時最好買包裝產品，不要買散裝品，因為衛生單位對於中藥材包裝有詳細規定，外包裝上必須有完整產品說明與保存方式，購買完整包裝產品可確保商品的新鮮與安全。

整包裝的藥材通常不會一次用完，這時候就要正確處理與保存，以免藥材受潮發霉變質或被蟲蛀。藥材盡量在食用期限內使用完畢，開封後未用完的藥材可以用乾淨乾燥的密封罐保存，裝罐前可將藥材攤在乾淨廚房紙巾或白報紙上稍微通風乾燥，以免因為受潮而發霉。

Part 2

養生不求人！
日常常備養生滋補好藥材

多數人對於食補的概念就是用來補身，中醫素有「虛者補之」
的說法，根據不同虛證，如氣虛、血虛、陰虛、陽虛，選擇的
藥味也有所不同。中藥的分類中有一類為補益藥，依照不同作
用又分為補氣、補血、滋陰與補陽四大類。

常用補氣藥

補氣藥主要用於氣虛證，可以增強機體的活動能力。**氣虛大多是脾、肺二臟虛損**，食補時要根據症狀選擇適合的藥味。除了氣虛證，血虛者為了補血、生血、止血，也常會用到補氣藥做為輔助。補氣藥使用不當或過度使用，容易產生氣滯現象，可能會出現胸悶、腹脹、食慾不振等問題，此時需要搭配一些理氣藥物來幫助氣的運行。

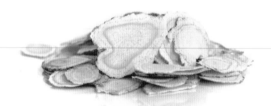

黃耆

功　　效：黃耆是補氣藥的代表，入脾、肺二經，具有補脾益氣、止汗固表、增強免疫力、提升陽氣、預防感冒、利水退腫、強心等功效，另外也有促進血液循環、擴張血管的作用。對氣血不通的人而言，服用黃耆可以保護肝臟、利尿，可以補氣、通氣，氣行則血行，血氣自然就通暢。

注意事項：有感冒、腸胃炎、腹瀉時不宜使用；另外因為黃耆偏溫補，容易助火，所以高血壓患者與消化不良者均不宜使用。

應用方法：黃耆與人參一起使用，可以增強補氣的效果，適合病後體弱氣虛者；黃耆搭配當歸做茶飲，既能補氣又能生血，適合氣血不足者。

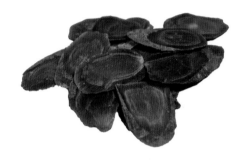

人參

功　　效：一般所使用的人參為炮製後的紅參，屬性微溫，具有大補元氣、補脾益肺、益陰血、安定心神的功效，有增強免疫力、改善消化功能、生津止渴、抗過敏等作用，對於心力衰竭者有強心之效，還可調節膽固醇與血糖。

提醒：目前市面上可購買到生的人參，這種未經炮製的人參，屬性微涼，使用效果不同，不能用於取代紅參。

注意事項：❶ 感冒、氣喘、失眠或是高血壓患者，容易消化不良腹脹者、有發炎症狀及女性生理期間均不宜服用人參。

❷ 服用人參的最佳時機應該是早晨起床後或飯前一小時為宜。一般用於內服，煎煮成湯藥服用，但因人參為貴重藥材，與其他藥材一起使用時，最好單獨另外煎煮，或是磨成粉以藥湯沖服。

應用方法：人參與白朮、茯苓、甘草為中醫著名的補氣方—「四君子湯」，適合脾氣不足者食用；人參若與麥冬、五味子一起使用，就是「生脈飲」，可以益氣養陰、生津止渴，夏天容易流汗氣虛者很適合飲用。

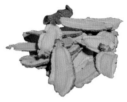

西洋參

功　　效：西洋參，又名花旗參、粉光參，屬性偏涼，入心、肺、腎經，可以補肺滋陰、清熱生津，促使血管擴張、刺激新陳代謝、增強免疫力、調節生理機能，還能抗心律失常，適合患有心血管疾病的患者服用，常用於病後調養或產後氣血虧虛的人。

注意事項：感冒發燒者、體質虛寒、胃有寒濕（易腹瀉、腹痛）、風寒咳嗽及消化不良的人不宜服用西洋參。

應用方法：西洋參具有補陰效果，搭配生地黃、石斛、麥門冬等藥物，可以補氣、養陰、生津止渴；西洋參與桂圓肉一起蒸食，古代稱為「玉靈膏」，具有補氣血效果，適合氣血虛者食用。

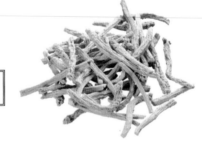

黨參

功　　效：黨參屬於桔梗科，與五加科的人參不同科，但卻常被用於取代人參，是藥膳中常用藥材。黨參性味甘平，入脾肺二經，可以補中益氣、生津養血，對神經系統有興奮作用，能振奮精神、消除疲勞、增強抵抗力，又可使紅血球與血紅素增加，促使白血球數量回升，能改善缺鐵性貧血及營養不良性貧血，對消化吸收功能障礙導致的貧血也有效。

注意事項：不宜與藜蘆共用。黨參的功效與人參相近，但藥力較弱，有感冒、氣喘、失眠、有發炎症狀或是高血壓患者不宜使用。

應用方法：黨參與黃耆、五味子一起使用，可以改善因為肺氣虛引起的呼吸短淺、喘咳。

白朮

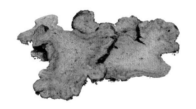

功　　效：白朮是補脾氣首選藥材，著名的補氣方劑——四君子湯，就有白朮這味藥。白朮性味苦甘溫，入脾胃、肺經，具有補脾益胃、和中止瀉、滋養益氣、整腸、安胎之效，可以促進腸胃蠕動、促進血液循環、降低血糖、鎮靜保肝等功用，適合脾胃氣虛、消化不良、食慾不振者食用。

注意事項：服用白朮調理體質時，不宜與大蒜、土茯苓、桃子、李子等一同食用，否則會降低療效。此外陰虛體質導致內熱虛火、津液虧耗者也不宜服用。

應用方法：白朮與黨參、乾薑、甘草搭配，可改善脾胃虛寒造成的腹部冷痛或大便稀軟、腹瀉等病症；白朮與杜仲、阿膠等藥物同用，具有保胎效果，可改善懷孕過程的腰痠問題。

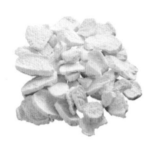

山藥

功　　效：山藥是很好的滋補藥食，既是藥材也可以入菜，炮製後的山藥即
　　　　　為「淮山（懷山）」。山藥性味甘平，有健脾胃、益肺腎、補脾肺、
　　　　　強筋骨、止瀉痢、滋養身體、生津止渴等效果。山藥營養價值高，
　　　　　含有多種氨基酸、蛋白質、維生素 A、B_1、B_2、C，以及鐵、鈣、
　　　　　磷、碘等礦物質，新鮮山藥也含有多醣蛋白成分的黏液質、消化
　　　　　酵素等，可以預防心血管脂肪沉積，有助於腸胃的消化吸收，並
　　　　　且有營養滋補的功效。

注意事項：烹煮時間不宜過長，體質過於燥熱、嚴重便祕者盡量少用，腹瀉
　　　　　或感冒發燒者不宜服用。

應用方法：山藥與黨參、五味子、麥門冬等藥物搭配，具有補肺氣、益肺陰
　　　　　的作用，適合肺虛久咳或虛喘者。

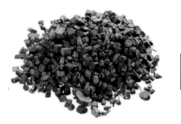

甘草

功　　效：甘草在中醫被稱為「國老」，是諸藥之長，常與其他藥材搭配使
　　　　　用，有補脾胃、益氣潤肺、止咳清熱、祛痰解毒，調和各種藥材
　　　　　的毒性與烈性的效用。甘草性味甘平，入心、肺、脾胃等經，可
　　　　　以補脾益氣、止咳化痰、緩急止痛，內含甘草甜素、甘草次酸，
　　　　　可以抑止胃液分泌、

有抗癌、抗過敏、抗菌、鎮痛、修復潰瘍、抗驚厥、強心等功效，
對於緊張引起的疼痛及胃痙攣有很好的緩解效果。

注意事項： 甘草不宜長期過量服用，以免體內積存過多鈉含量，容易引起高
血壓、水腫、低血鉀症，以及出現心律不整、肌肉無力的情況。

應用方法： 甘草與黨參、熟地黃、當歸等補益藥同用時，能夠緩和補益藥力
道，使藥效較為持久。

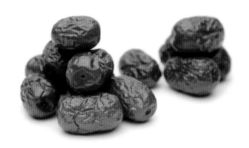

紅棗

功　　效： 紅棗即為中醫方劑所稱「大棗」，不論是中醫方劑或是日常藥膳
都是常用材料。紅棗性味甘平，能夠健脾養胃、益氣生津、養血
安神，含有豐富的維生素 C、A、B_2、蛋白質、脂肪、醣類、蘋
果酸、酒石酸，以及鈣、鐵、磷等成分，也被稱為中藥裡的綜合
維生素，能使血中含氧量增強，對中樞神經有鎮靜作用，能保護
肝臟、增強體力、抗癌等功用。

注意事項： 紅棗會助濕生熱，因此有咳嗽、痰濕、口乾舌燥、便祕、糖尿病
者均不宜利用紅棗進補。消化不良或牙痛時，也都不宜服用。

應用方法： 紅棗與當歸、熟地黃合用，可以改善血虛問題；與生薑搭配具有
調養脾胃，促進食慾等作用。

常用補血藥

　　補血藥主要用於改善血虛證，通常使用補血藥物，會再搭配一些補氣、行氣藥，因為中醫認為「有形之血生於無形之氣」、「氣行則血行」，若兼有陰虛問題，還要同時加上滋陰藥物。此外，補血藥通常比較黏膩，容易阻礙脾胃消化，所以經常食慾不佳、腹脹、大便稀軟者，不宜食用。脾胃虛弱者使用補血藥時，需搭配一些健脾藥物，以利腸胃消化。

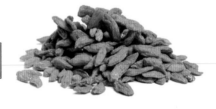

枸杞

功　　效：枸杞是食補常用藥食，不僅可以單獨沖服，也可入菜入藥，枸杞藥性平和，入肝腎經，能明目益精、滋補肝腎、強壯筋骨、潤肺止咳、提升免疫力、增強抗病能力、抗衰老、保護肝臟與增進造血功能。枸杞富含胡蘿蔔素與多種維生素、胺基酸，以及鈣、鐵、磷等礦物質，可以促進人體的血液循環，預防動脈硬化及脂肪囤積於肝臟。

注意事項：枸杞比較滋膩，所以火氣大、腹脹腹瀉、容易消化不良、脾胃虛弱的人，以及患有高血壓、有感染症狀而紅腫熱痛者不宜食用。

應用方法：枸杞與菊花、決明子等藥物同用，常用於明目，可改善眼睛乾澀、視力減退等問題；枸杞若與麥門冬、貝母等養陰藥物同用，可以滋陰潤燥與化痰。

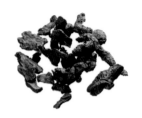

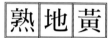

功　　效：地黃在中藥裡分為生地黃與熟地黃二大類，新鮮地黃採收後，直接乾燥的稱為生地黃，具有生津滋陰、清熱涼血、止血之效；熟地黃則是在經過蒸熟加工製成的，性味甘微溫，入肝腎二經，是補血常用藥材，含有甘露醇等成分，有補血、滋陰、養肝、明耳目、使頭髮烏黑之功效，為補益精血、滋陰強壯的良藥。

注意事項：地黃會影響消化功能，所以有腸胃功能不佳、食慾不振的人要少用，腹瀉時也不宜使用。

應用方法：熟地黃與當歸、川芎、白芍合用即為常見補血方—「四物湯」，可以改善血虛問題；熟地黃與山藥、山茱萸等藥物搭配，具有滋腎陰的作用。

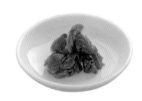

功　　效：桂圓肉（龍眼肉），又名福肉，含有豐富的葡萄糖、蔗糖與多種人體必須之維生素。龍眼經過曬乾製程才會用來入藥，其性味甘溫，入心脾二經，能夠補益心脾、養心血、安神，常作為病後復原、產後氣血不足時，以及貧血、神經衰弱者的保健食物，桂圓肉還有抗衰老、抗癌的效用，對於因為心脾血虛造成的失眠也很有助益。

注意事項：腹脹、痰多、火氣旺盛、舌苔厚膩、大便稀軟及患有慢性胃炎者不宜服用。

應用方法：桂圓肉與人參、當歸、黃耆等藥合用，具有補氣、養血、安神的功效，是常用的補益組合。

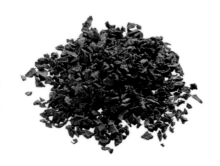

何首烏

功　　效：何首烏有生首烏與制首烏之分，一般入藥膳的是經過黑豆汁炮製後的熟首烏，制首烏的性味苦甘澀、微溫，入肝腎二經，可以益精血、補肝腎、解毒、潤腸通便。何首烏可以保護髮質，有助減緩白髮生長，防止掉髮、頭皮搔癢和頭皮屑過多等問題，經常被用於治療血虛引起的頭髮早白、心悸、失眠、健忘、頭暈眼花等病症。

注意事項：濕痰重、易腹瀉者不宜服用，炮製後的何首烏藥性溫和，不寒、不燥、不膩滯，體質虛弱的老人與虛不受補者可經常服用。

應用方法：何首烏與當歸、枸杞等藥物合用，可以改善腎虛引起的頭髮早白、頭暈、腰膝痠軟等問題。

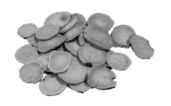

白芍

功　　效：白芍是芍藥的根，性味苦酸微寒，入肝脾二經，具有補血斂陰、柔肝止痛、瀉肝火、和血脈、緩中止痛、止汗的作用，常用於改善血虛導致的月經不順、痛經問題，對於因為肝氣不和引起的脇肋疼痛或腹痛有緩解作用。

注意事項：白芍屬性微寒，婦女產後不可使用，如有虛寒、腹瀉腹痛現象的
人要謹慎使用。另外白芍不宜與藜蘆同用。

應用方法：白芍與甘草合用為著名方劑 ——「芍藥甘草湯」，具有緩解肝脾
不合引起的腹痛作用，也可改善因為血虛造成的四肢拘緊疼痛。

阿 膠

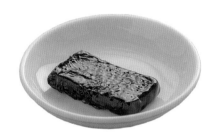

功　　效：阿膠是驢皮做為原料製成的膠塊，《本草綱目》將其稱「補血聖
藥」，是補血佳品。阿膠性味甘平，能夠滋陰潤燥、養血，可加
速血液中紅血球、血紅素生長，有抗休克、止血、促進淋巴細胞
轉化作用，還能促進鈣質吸收，此外還有補肺潤燥、益氣、化痰、
定喘、安胎等功效。

注意事項：❶ 阿膠有滋膩的特性，因此脾胃虛弱、消化不良、嘔吐腹瀉等
不宜服用。

❷ 阿膠需經過「烊化」，可以將阿膠、水、酒一起放入鍋內隔
水加熱，或將阿膠放入已經煮好的湯藥，使其完全溶化於湯
藥中再服用為宜。

應用方法：阿膠用於補血，常與黨參、黃耆、當歸、熟地黃等藥物合用，可
以改善血虛證。

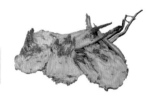

當歸

功　　效：當歸被稱為調經止痛的聖藥，是婦科常用藥。當歸性味甘辛溫，
　　　　　入心、肝、脾經，這三經都與血液有關，當歸不僅能補血還能活
　　　　　血，又兼有行氣止痛作用，是婦科用於調經的重要藥材。當歸可
　　　　　以增強骨髓的造血功能、改善動脈硬化，並能保護肝臟，可用於
　　　　　治療慢性肝炎與肝硬化，而且能刺激細胞增生、活化皮膚細胞，
　　　　　有促進潰瘍癒合、抗衰老與美容功效。

注意事項：當歸有滑腸軟便的特性，所以脾胃虛弱、腹瀉者不宜服用。此外，
　　　　　當歸屬性辛溫，所以多服或久服會導致虛火上升，出現咽乾喉嚨
　　　　　腫痛症狀。

應用方法：當歸與黃耆以 1:5 的比例搭配，就是中醫著名的「當歸補血湯」，
　　　　　是很好的補血方劑；當歸、生薑與羊肉同煮的「當歸生薑羊肉湯」
　　　　　也是常用方劑與藥膳，具有祛寒止痛的作用。

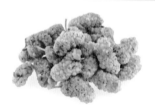

桑椹

功　　效：桑椹除了一般做為水果食用，也可入藥，桑椹性寒、味甘，入肝
　　　　　腎二經，具有補肝益腎、生津潤腸、烏髮明目及延緩衰老的效果，
　　　　　桑椹可以促進血液中的紅血球生長，防止白血球減少，還可以緩
　　　　　解眼睛疲勞乾澀的症狀。

注意事項：脾虛腹瀉者、糖尿病患者，以及大便稀軟者均不宜食用。

應用方法：桑椹煎煮的藥汁與蜂蜜熬成膏服用，具有很好的滋陰補血作用；與
　　　　　何首烏、黑芝麻等合用，可以改善因為陰虛血虧引起的腸燥便祕。

常用補陰藥

補陰藥主要用於改善陰虛證，此類藥物多具有滋養陰液、生津潤燥的功效，可改善肺、胃、肝、腎等臟腑的陰虛問題。陰虛者，多半會有陽亢現象，所以常會有燥熱症狀，不過這些多為虛熱，因此需視個別情況，搭配一些清虛熱藥物。滋陰藥物大多較為滋膩，性味偏寒，所以脾胃虛弱者，經常腹脹、大便稀軟者不宜使用。

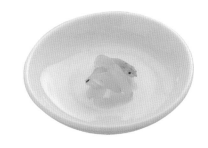

天門冬

功　　效： 天門冬又名天冬，素來與麥門冬被合稱「二冬」，都是滋陰常用藥。天門冬性味甘苦寒，入肺腎二經，具有滋陰潤燥、清熱化痰、潤肺止咳、潤腸通便之效，也用於鎮咳、祛痰、且有抑菌的作用，常用在治療肺炎、支氣管炎、腎盂腎炎等病症。

注意事項： 天門冬性寒滋膩，脾胃虛寒、腹瀉、食慾不佳的人不宜服用。風寒感冒者也不宜使用。

應用方法： 天門冬與麥門冬合用即為「二冬膏」，具有滋腎陰、清肺火作用，可以潤燥止咳，適合燥咳痰黏稠或久咳痰中帶血絲者食用。

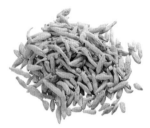

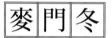
麥門冬

功　　效：麥門冬又名麥冬或寸冬，是滋補藥中的上品，其性味甘苦寒，入肺胃心三經，具有清心潤肺、益陰生津、健胃瀉熱、除煩安眠、祛痰止咳、潤腸通便等功效，也有降血糖、降低血壓、軟化血管等作用，並且能夠抑制浮腫、抑菌、提高機體的免疫力、促進胰島細胞功能。

注意事項：❶ 脾胃虛寒、腹瀉、食慾不佳的人不宜服用。痰多濕濁、風寒感冒 者也不宜使用。
❷ 煎煮之前需先將麥門冬壓扁，再煎煮藥性比較能發揮。

應用方法：麥門冬與沙參、生地黃、玉竹等滋陰藥物合用，可以養陰、生津止渴；搭配酸棗仁、生地黃等藥物，能改善陰虛引起的心煩失眠。

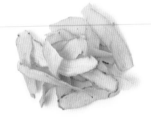

玉竹

功　　效：玉竹又叫葳蕤，性味甘平，入肺胃經，質地柔而潤，補而不膩，是滋陰常用藥，有滋陰生津、潤肺養胃、滋補氣血的功效。玉竹有強心的作用，對風濕性心臟病、冠狀動脈硬化症，以及心臟病引起的心臟衰竭有一定療效，另外玉竹還有降血糖、改善慢性皮膚炎、滋潤肌膚的作用。

注意事項：玉竹有滋陰潤燥的特點，脾胃虛弱、有痰濕的人不宜服用。

應用方法：玉竹與薄荷、豆豉等同用，可以緩解陰虛者因風熱感冒而引起的發燒、咳嗽、咽喉腫痛、口乾等症狀。肺中燥熱引起的口乾舌燥、乾咳、少痰可與沙參、麥門冬同用。

常用補陽藥

補陽藥主要用於改善陽虛證，可以輔助人體陽氣產生，主要是針對心陽虛、脾陽虛、腎陽虛等證。此類藥物大多屬性溫燥，能助火且損傷陰，因此陰虛者不宜使用。

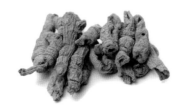

巴戟天

功　　效：巴戟天性微溫、味甘辛，性質柔潤，入腎經，具有補腎陽、強筋骨、祛風濕的功效，適合陽虛又兼有寒濕證，常用於因為腎陽虛引起的陽痿、遺精、子宮寒冷不孕、月經不調、小腹冷痛、風濕等症狀。

注意事項：陰虛所導致的虛火、濕熱、小便不利、口乾舌燥者均不宜服用。

應用方法：巴戟天與山藥、人參等藥物同用，具有補腎助陽的作用，可改善陽痿、不孕等病症；與杜仲合用可以改善因腎陽不足引起的腰膝痠軟症狀。

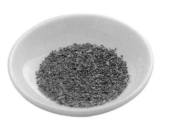

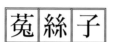

功　　效：菟絲子性味辛甘平，入肝腎經，溫而不燥，含有配醣體、消化酵素和維生素 A 等多種成分，能補陽滋陰、補肝腎、益精髓、烏髮鬚、安胎、明目，可以增強免疫力、改善體質，常用來治療習慣性流產與不孕症，對於脾虛造成的腹瀉、大便稀軟也有止瀉作用。

注意事項：❶ 陰虛火旺、便祕、小便量少色黃及血崩者，均不宜服用。
　　　　　❷ 菟絲子為種子類藥物，因此煎煮時藥另外用過濾袋裝袋後煎煮。

應用方法：菟絲子與杜仲、山藥等藥物合用，可用於腰膝痠痛、滑精、頻尿等病症；與熟地黃、車前子等同用，具有補肝明目作用。

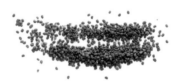

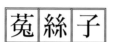

功　　效：補骨脂又名破故紙，藥性溫和，味辛又苦，是補腎陽常用藥。補骨脂具有溫腎助陽、固精縮尿、溫脾止瀉的功效，可以用於治療腎陽不足、下焦虛冷、陽痿遺精、遺尿、頻尿、腰膝冷痛、腎虛作喘等症狀，脾腎陽虛引起的腹瀉也常用補骨脂來治療。

注意事項：補骨脂屬性偏溫燥，陰虛內熱、便祕者不宜服用。

應用方法：補骨脂與杜仲、核桃等同用，可以補腎壯陽，改善腎陽虛引起的腰膝冷痛或下肢痠軟無力。

淫羊藿

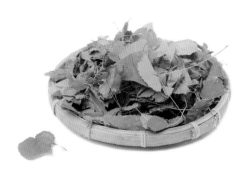

功　　效：淫羊藿又叫仙靈脾，其性溫，味辛甘，含有黃酮類、配醣體的成
　　　　　分，有補腎助陽、促進精液分泌作用，常用於治療腎陽不足引起
　　　　　的陽痿、腰膝無力、頻尿；還能增加心腦血管的血流量，對心血
　　　　　管與內分泌系統都有不錯的保健效果；淫羊藿也有祛風濕作用，
　　　　　對於風濕引起的關節疼痛、肢體麻木也有緩解作用；此外還有預
　　　　　防衰老、增強免疫力和促進造血的功能。

注意事項：陰虛引起的虛火旺者忌服。

應用方法：淫羊藿與熟地黃、枸杞等補肝腎藥物同用，可改善腎陽虛引起的
　　　　　陽痿、頻尿、腰膝痠軟無力等症。

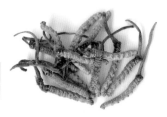

冬蟲夏草

功　　效： 冬蟲夏草是著名珍貴平補陰陽的滋養良藥，性味甘平，入肺腎二經，可以補腎助陽、補肺益陰、止血化痰，可用於久咳虛喘，改善腎臟機能。冬蟲夏草含有蟲草素、核酸、必需氨基酸等成分，具有增強免疫力、增強體力、幫助修復腎小管上皮細胞、抗腫瘤、抗菌、抗發炎、抗缺氧等作用，還能降低膽固醇、增加冠狀動脈血流量、延緩老化、消除疲勞，具有鎮靜及興奮性機能，以及擴張支氣管、增強腎上腺素的功效，可以用於平喘、鎮咳、祛痰等。

注意事項： 冬蟲夏草是平補藥材，服用時比較沒有禁忌，但是風寒感冒引起的咳嗽則不適用。

應用方法： 冬蟲夏草單一味與雞、豬肉燉煮，具有很好的補虛效果，適合久病或體虛者調養身體；冬蟲夏草若與麥門冬、阿膠、貝母等滋陰補血藥物同用，能夠養陰、清肺、止血、化痰。

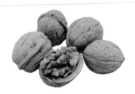

核桃

功　　效： 核桃是常見堅果，不過也是一味中藥，又稱為胡桃仁，屬胡桃科落葉喬木，胡桃果實的核仁，性溫味甘，入肺腎經，能補腎固精、溫肺定喘、潤腸通便，可用於治療腎虛引起的喘咳、腰痛、腿軟、陽痿、遺精等症，對於老年氣虛便祕（習慣性便祕）也非常有效。

注意事項： 核桃有滑腸（軟便）作用，故大便稀軟者不宜食用。陰虛火旺、痰熱、咳嗽者也都不宜服用。

應用方法： 核桃與人參、生薑同用，即為「人參胡桃湯」，可用於改善虛寒引起的喘咳。

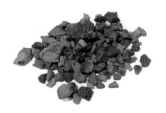

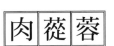

功　　效： 肉蓯蓉是補益精血的常用藥，其性味甘鹹溫，入腎與大腸經，可以補腎陽、益精血，也能溫暖腰膝、潤腸通便、止血，還有催情之用，對於男女不孕、男性早洩均有改善效果。體虛的老人或產後婦女氣血虛弱者、津液不足導致腸燥便祕者均可服用，具有加速病後康復的作用，也是抗老、抗癌的良藥。

注意事項： 陰虛導致虛火旺、實熱便祕、脾虛腹瀉及感冒者均不宜服用。

應用方法： 有生用、酒製兩種方法。生用肉蓯蓉的潤腸通便效果佳，酒製是指肉蓯蓉加入黃酒蒸過，酒製肉蓯蓉常用於補腎陽、強筋骨，常有人將肉蓯蓉製成藥酒，每日少量服用，有滋補養生功效。

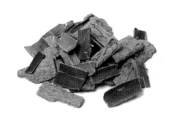

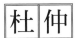

功　　效： 杜仲是常用的補陽強壯的藥材，分為生杜仲和炒杜仲兩種，炒杜仲大多用在補益肝腎、強壯筋骨，生杜仲則用於安胎、治療風濕。杜仲性味甘溫，入肝腎經，對於改善肝腎不足導致的腰膝酸軟效果很好，還能用來擴張血管、降低血壓，也具有鎮痛、利尿、抑制子宮收縮的效果。

注意事項： 杜仲有溫補的特性，因此陰虛火旺的人比較不宜使用。

應用方法： 杜仲搭配補肝腎的核桃、補骨脂等藥物，可以強壯筋骨，改善腰膝痠痛或無力。

Part3

對症調理的
美味食療

幼兒專科

食慾不振、厭食

小兒門診最常見的問題不外乎過敏性疾病,例如氣喘、鼻炎、異位性皮膚炎,其次就是胃腸問題,其中食慾不佳、不愛吃飯甚至厭食非常多見。

「小兒厭食症」是一至六歲學齡前兒童經常發生的疾病,中醫多半是用「不思食」、「不嗜食」、「不飢不納」稱之,宋朝《小兒藥證直訣‧虛贏》提到:「脾胃不和,不能食乳。」意思是說,如果脾胃不和,便會造成不食乳、不進食的病證。

中醫認為,「腎為先天之本,脾胃為後天之母」,《靈樞‧脈度篇》記載:「脾氣通於口,脾和,則口能知五穀矣。」也就是說脾胃機能良好,便能知飢納穀,食慾良好且食而知味。中醫的脾胃泛指我們所熟知的消化系統,消化系統功能的好壞是身體是否健康的關鍵,好的脾胃功能可以幫助攝入的飲食充分轉化成營養素並充分吸收,所以要改善小兒任何健康問題,首先必須調理脾胃。脾胃運化功能正常,小孩進食與營養的攝取正常,自然而然就會有很好的抵抗力,不容易生病,生長發育也會維持在正常發展曲線上。

中醫認為小兒厭食常見的類型有三大類，臨床治療需經專業醫師辨證後施治。

1. 脾失健運型

　　這類型的孩子通常體型較瘦小，臉色黯淡較無光彩，不愛吃東西，或食而無味，甚至出現拒食厭食，如果強迫孩子多食之後，常有會噁心、嘔吐、脘腹作脹等情況出現，觀察這類孩子的舌頭顏色偏白，舌苔通常是薄膩型態。臨床治療以「健運脾胃」為主，可以多吃山藥、紅棗、白扁豆、蓮子、小米等健脾胃的藥食。

2. 胃陰不足型

　　這類型的孩子因為缺乏津液滋潤，所以皮膚顯得乾燥粗糙，常會覺得口乾，所以飲水量多，但卻不愛吃飯，大便偏乾偏硬，觀察他們的舌頭顏色偏紅，這些症狀表現都是因為胃陰不足，失於柔潤，身體缺乏津液潤澤。臨床治療以「養胃陰」為主，可以多吃沙參、石斛、玉竹、穀芽、麥芽等滋陰藥食。

3. 脾胃氣虛型

　　這類型的孩子除了體型偏瘦弱，通常精神較差，臉色蠟黃不紅潤，且稍微活動就容易出汗，除了厭食、拒食之外，若吃得稍微多些或吃較難消化食物，則大便就會見到未消化完全的食物殘渣，或是大便稀軟不成形，觀察小孩的舌頭會發現舌色偏淡白、舌苔呈薄白樣。臨床上以「益氣健脾」為主要治療方向，可以用太子參、蒼朮、茯苓、山藥、白扁豆等藥食來健脾胃與補氣。

醫師的小叮嚀

1. 三餐飯菜種類要多樣化

每一餐的飯菜種類與料理方式要多樣化，盡量兼顧色、香、味，還要好消化，避免用油炸、爆炒等烹調方式。

2. 養成定時定量的用餐習慣

每天固定時間用餐，進餐時要專心，不宜同時看電視或遊戲；餐量盡量固定，每一餐都要有六大類食物，均衡飲食。

3. 以健康輕食取代零食

正餐與正餐之間可給孩子吃水果、乳製品（如優酪乳、優格、奶酪）及堅果類當作小點心，此類輕食可以兼顧每天營養需求，可用來取代市售高油脂或含過多添加物的零食。

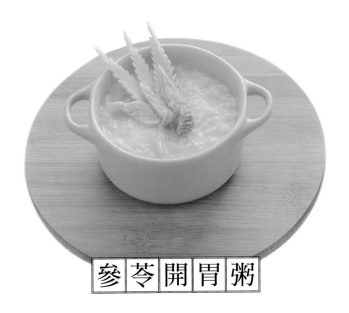

參芩開胃粥

材料

雞內金	6 公克
山藥	50 公克
人參	10 公克
茯苓	10 公克
白米	100 公克
嫩薑片	3 公克

作法

1. 雞內金、山藥、人參、茯苓等藥材洗淨後裝入濾袋中，白米洗淨，嫩薑洗淨切片。

2. 將藥材濾袋和嫩薑片放入鍋中，加水 800c.c.，外鍋置入 1 米杯水，按下電鍋開關。等待跳起後，將藥渣撈除過濾取湯汁備用。

3. 白米放入內鍋中，加入藥液後置入電鍋，外鍋置入 1 米杯水，按下電鍋開關煮成粥，即可食用。

| Tips | 煮好的稀飯不要馬上吃，先靜置 10 分鐘後再食用，水米融合成粥，不會水跟米粒層次分明。

Dr.Wu's 食療補帖

雞內金

為雞肫內壁，具有消食化積、健運脾胃、澀精止遺作用。適合幼童脾虛，經常發生飲食積滯，消化不良者食用。

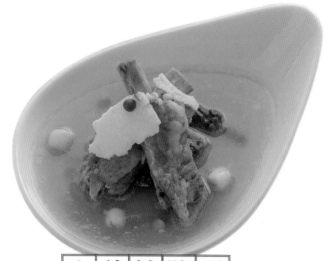

六神健脾湯

材料

黨參　　25 公克
茯苓　　25 公克
山藥　　25 公克
芡實　　25 公克
薏苡仁　25 公克
蓮子　　25 公克
小排骨　300 公克

調味料

鹽　　　適量

作法

1. 所有材料以清水洗淨後瀝乾。

2. 所有藥材裝入過濾袋中；小排骨
   汆燙去血水，瀝乾備用。

3. 將所有材料放入電鍋內鍋中，加
   入 600c.c. 水燉煮至熟爛，再依個
   人喜好加鹽調味即可。

| Tips | 新鮮蓮子密封包裝冷藏約可保存 5 ～
7 天；冷凍則可存放達半年。冷凍蓮
子料理時不需解凍，直接使用即可。

Dr.Wu's
食療補帖

山藥

具有益氣養陰、補脾肺腎、固精止帶等作用。對於脾胃虛弱者，山
藥能平補氣陰，由於山藥帶有澀性，適合幼童素來脾虛、食慾不振、
消化不良或大便稀軟者食用。

穴道按摩

幼童仰臥，家長以一手的食指、中指指端點揉患兒腹部的中脘穴、天樞穴，每穴各點揉 1 分鐘。

幼童俯臥，家長用拇指和其他指腹相對著力，自長強穴捏提至大椎穴，反覆 10 ～ 15 次；並按揉脾俞穴、胃俞穴各 1 分鐘。

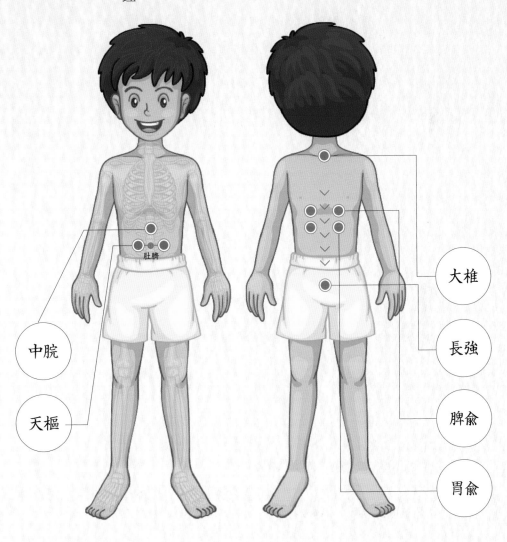

肚臍

中脘

天樞

大椎

長強

脾俞

胃俞

幼兒專科

睡眠中尿床

嬰幼兒時期，由於身體尚未發育完全，排尿的自我控制能力尚未成熟，所以經常會有尿床的現象。一般來說，幼童大約在 3 ～ 4 歲開始學習控制排尿、戒尿布，如果到了 5 ～ 6 歲學齡前期，因白天遊戲玩耍過度，使得夜晚熟睡不醒，偶而發生遺尿（尿床）者，屬正常現象，但若經常在睡覺時尿床，且每週發生二次以上，並持續達六個月，就可稱為「遺尿症」。

《黃帝內經 · 靈樞篇》中有「膀胱不約為遺溺」的論述，而《諸病源候論 · 小便病諸候》也說：「膀胱為津液之腑，腑既虛冷，陽氣衰弱，不能約於水，故令遺尿也。」意思是說，膀胱失去約束（控制）能力就會發生遺尿。

中醫認為小兒遺尿大致分為以下幾種類型，臨床治療需經專業醫師辨證後施治。

1. 腎陽虛型

這類型幼童睡覺時尿床，甚至一晚數次，小便量多，且醒來之後才知道尿床。腎陽虛型的小朋友通常白天精神較差，生長發育均較為遲緩，臉色蒼白，手腳四肢常是冰冷的，觀察他們的舌頭，顏色偏淡偏白、舌苔薄白。臨床治療時多採用「溫補陽腎、固澀小便」的方法，可選用的中藥有菟絲子、肉蓯蓉、益智仁、菖蒲、桑螵蛸、補骨脂、肉桂等溫腎陽藥食。

2. 脾肺氣虛型

這類型的幼童睡覺尿床，通常尿量不多，外表看來顯得面黃肌瘦，比較容易感冒，平常精神與胃口都不佳，稍微一活動就出虛汗，大便大多不成形偏軟，觀察他們的舌頭，舌色偏淡，舌苔薄。後天調攝失當，或長期患有咳喘、吐瀉等病症的幼童較會發生這類遺尿。臨床治療以「補氣虛」為主，可選用的中藥有太子參、黨參、茯苓、白朮、陳皮、升麻、桑螵蛸等益氣健脾與培元固澀的藥食。

3. 肝經鬱熱型

這類型幼童遺尿，小便色黃且量少，尿味臊臭，孩子的個性也比較急躁易怒，晚上睡覺時容易磨牙或說夢話，觀察他們的舌頭，可以發現舌色偏紅、舌苔色黃或黃帶膩。臨床治療以「瀉肝清熱利濕」為主，可選用的中藥有黃芩、柴胡、白芍、龍膽草、生麥芽、益智仁、車前子等清肝熱藥物。

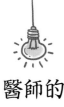

醫師的
小叮嚀

1. 養成按時排尿習慣

自幼兒時期就要養成按時排尿的習慣，不應因為貪玩而憋尿；白天不宜過度玩樂，以免過於疲倦而無法起床排尿；晚餐後飲水量應予以控制，睡前應先排空小便。

2. 排尿訓練

若有遺尿問題，可在夜間經常發生遺尿的時間之前，及時喚醒幼童去廁所排尿，持續訓練數周。

3. 注意遺尿幼兒的心理狀態

部份幼童的遺尿係因心理壓力所致，平日應注意幼兒心理狀態及情緒；若有遺尿症的幼童，不可以過度責備，應耐心引導，使其消除緊張焦慮與害羞情緒，建立克服問題的信心。

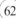
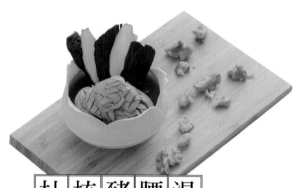

杜核豬腰湯

材料

雞豬腰	2 個
杜仲	30 公克
核桃仁	30 公克
嫩薑	20 公克

調味料

鹽	少許
麻油	5 公克

作法

1. 所有藥材洗淨後,裝入濾袋中備用。

2. 將豬腰對切,去除內部白筋膜後,各切成 6～8 小塊泡水,須頻換水去除腥臭味,待無臭味後,以沸水汆燙;嫩薑切絲備用。

3. 將豬腰、高湯、薑絲、藥材濾袋放入電鍋中,外鍋加 1/2 杯水開始蒸煮。

4. 蒸煮至熟後調味,並滴上麻油即可食用。

Dr.Wu's 食療補帖

杜仲

具有補肝腎、壯筋骨、補中、益精氣、強意志等作用,適合青春期幫助生長發育。核桃具有溫腎固精、潤腸通便、溫肺定喘的功效,縮小便、固膀胱,適合遺尿、頻尿者服用。

核桃

具有溫腎固精、潤腸通便、溫肺定喘的功效,縮小便、固膀胱,適合遺尿、頻尿者服用。

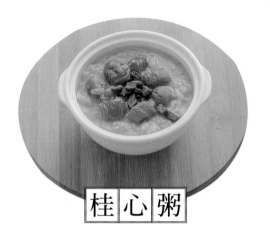

桂心粥

材料

肉桂	10 公克
桂圓肉	30 公克
圓糯米	50 公克

調味料

紅糖	適量

作法

1. 將所有藥材洗淨後瀝乾；圓糯米洗淨備用。

2. 把肉桂放入鍋中，加清水 1200c.c.，外鍋加入 2 米杯水，蓋上電鍋鍋蓋，按下開關蒸煮，開關跳起後即可過濾取湯汁備用。

3. 將圓糯米、桂圓肉放入內鍋中，加入肉桂藥汁，電鍋外鍋置入 1 米杯水，按下電鍋開關。跳起以紅糖調味，待涼即可食用。

Dr.Wu's
食療補帖

桂圓

性味甘溫，入心脾二經，能夠補益心脾、養心血、安神，常作為病後復原、產後氣血不足時，以及貧血、神經衰弱者的保健食物，桂圓肉還有抗衰老、抗癌的效用，對於因為心脾血虛造成的失眠也很有助益。

穴道按摩

1. 以拇指指腹按揉百會穴，力度稍輕，按順時針方向 30 下。

2. 按摩氣海穴、關元穴、中極穴，由上往下搓揉三個穴位或用指腹分別按壓，共 5 分鐘。

3. 按摩太溪穴與三陰交穴，共 5 分鐘。

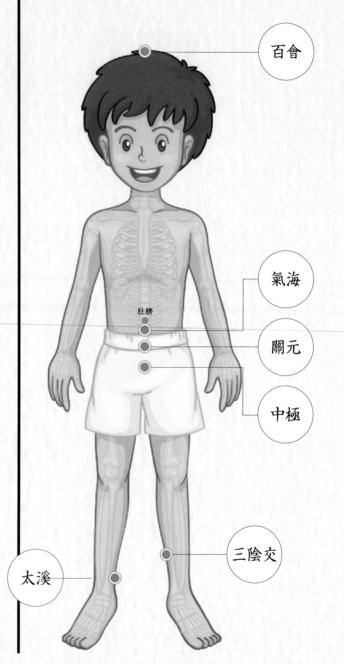

百會

氣海

肚臍

關元

中極

三陰交

太溪

幼兒專科

氣虛型感冒

　　每到換季時候，尤其是秋冬跟冬春交替時，門診就會有許多因為感冒來就診，其中不乏每次感冒季都會中獎的老病號。這些門診常客的家長大多有共同疑問，總覺得小孩稍微動一下就出汗，流汗後一吹到風就感冒，手腳也總是冰冰冷冷的。其實，這類幼兒的體質就屬於中醫所說的「氣虛型」，為什麼氣虛容易感冒呢？

　　認識氣虛之前要先解釋中醫「氣」的概念，人體有許多種「氣」，其中最常被同時提到的是「衛氣」和「營氣」。「衛氣」分佈在經脈外和體表，主要是控制人體毛孔的開闔，這種控制能力中醫稱為氣的「固攝」；「營氣」則是在經脈之中，主要是供給營養給經脈，所以血液又稱營血。「衛氣」和「營氣」就像是維護人體城堡的軍隊，「衛氣」負責在城外巡邏、固守城門，「營氣」負責在城內運輸糧食，兩者相互協調，既有分工又有合作。

　　當營氣和衛氣其中一種功能異常，彼此之間協調就會發生問題。衛氣如果不足，防禦功能就降低，外來的種種病邪就會攻陷人體，就是常說的抵抗力變弱了，毛孔的開闔也會失常，體內的津液會外泄，所以容易出汗。營氣如果不足，身體溫養陽氣的功能低下，陽氣具有溫煦推動的作用，陽氣不足手腳就容易冰冷。

中醫針對氣虛導致的經常性感冒，除了治標性的處理感冒問題，最主要是從根本問題去防治，也就是改善氣虛體質，可以選擇補氣藥食，例如黃耆、人參、黨參、西洋參、紅棗、山藥、白朮等。

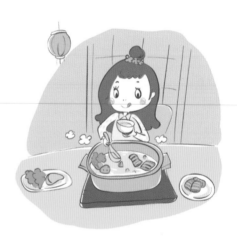

醫師的 小叮嚀

1. 幼兒感冒的好發族群常為嬰幼兒、幼稚園及國小低年級學生，可能因為這些族群尚未感染到常見病毒，所以體內沒有足夠的抗體，再加上幼稚園或學校的團體生活，小朋友之間互相傳染，因此感冒變得頻繁，所以平時勤洗手、戴口罩是很重要的。

2. 感冒的小孩應多補充湯湯水水，減少感冒帶來的不適，戶外體能鍛鍊適度的曬太陽，也能讓小朋友遠離感冒，健康成長。

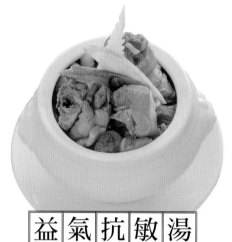

益氣抗敏湯

材料

黃耆 8 公克	甘草	2 公克
桂枝 4 公克	桂圓肉	11 公克
白芍 4 公克	紅棗（去籽）	5 公克

雞腿 2 隻
嫩薑片 5 公克

調味料

鹽 適量

作法

1. 雞腿洗淨切塊汆燙。

2. 將汆燙後雞腿肉與藥材、嫩薑置入鍋內，加水 1200c.c.，外鍋加入 1 米杯水，按下電鍋開關。等待跳起後以鹽調味即可。

| Tips | 冷水汆燙：將食材和冷水一同放入鍋內，水量最少必須淹過食材，接著再開火煮。水滾後，便可一邊把水面上的浮沫撈除，一邊把食材撈起，起鍋的食材放入冷水中浸泡、清洗掉表面殘留的血汙，便能做後續料理動作。

Dr.Wu's
食療補帖

黃耆

具有補氣升陽、益衛固表、利水消腫、托瘡生肌等功效。對於因為氣虛而經常經常感冒者，能補肺氣、益衛氣，有助增強機體免疫功能。

材料

黃耆　　8 公克
白朮　　8 公克
防風　　2 公克
枸杞　　11 公克
紅棗　　5 公克
玉米粒罐頭　約 340 公克 / 罐
罐頭雞湯約　300 公克 / 罐
洋蔥末　200 公克

調味料

奶油　　60 公克
麵粉　　30 公克
鹽　　　10 公克
胡椒粉　3 公克

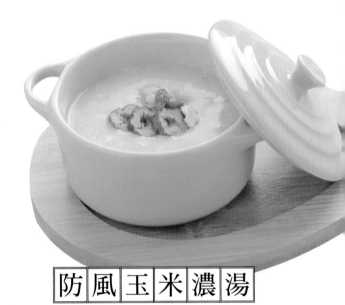

防風玉米濃湯

作法

1. 將藥材洗淨置鍋內，加水 500c.c. 以小火熬至剩 250c.c.，過濾取藥汁備用。

2. 取一內鍋加入奶油及洋蔥末，外鍋放 1/5 杯水，蓋上鍋蓋按下開關爆香。開關跳起後打開鍋蓋加入加入麵粉拌勻，加入藥液 250c.c. 攪拌，最後加入玉米罐頭和高湯罐頭，外鍋置入 1 米杯水，按下電鍋開關。等待跳起後，即可以鹽調味。

3. 食用時可灑上少許胡椒粉，味道更好。

Dr.Wu's
食療補帖

防風

具有發表散風、勝濕止痛、止痙、止瀉等功效，對於感冒引起的頭痛不適有很好的緩解作用。

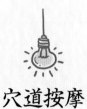

穴道按摩

按壓合谷穴、列缺穴、
外關穴,每天4至5次,
每次20下,按壓時維持
6秒。

| Tips |

平日經常按壓可預防感
冒,身體不舒服則應增
加按摩力度,可達到緩
解症狀的功效。

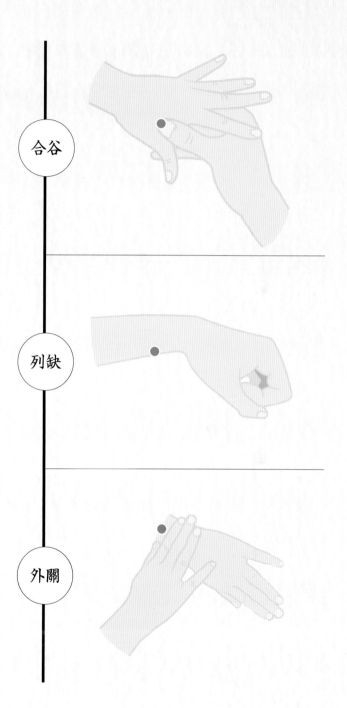

合谷

列缺

外關

幼兒專科

過敏性鼻炎

　　過敏性鼻炎是中醫兒科門診中最常見的疾病，這些患兒許多同時患有氣喘，多數人是先出現過敏性鼻炎，而後發生氣喘；少部分是先有氣喘，然後出現鼻炎。過敏性鼻炎是慢性鼻炎的一種，與個人體質及遺傳因素有密切的關係。

　　過敏性鼻炎最常見的症狀是突然和反覆發作的鼻癢、噴嚏、流清涕（質稀量多）、鼻塞。發作時通常先感覺鼻腔發癢、酸脹不適，繼而噴嚏頻作，鼻塞、流清涕，嗅覺可能會短暫減弱。中醫稱過敏性鼻炎為「鼻鼽」，最早見於《素問・脈解篇》：「頭痛、鼻鼽、腹腫者，陽明並於上，上者則其孫絡太陰也，故頭痛、鼻鼽、腹腫也。」金代《劉河間醫學六書》中說：「鼽者，鼻出清涕也。」

　　鼻鼽的病因，明代《證治要訣》說：「清涕者，腦冷肺寒所致。」主要是因為肺氣虛弱，體表護衛功能不足，風寒便乘虛而入，風寒之邪犯及鼻竅，邪正相搏，肺氣不得通調，津液停聚，導致鼻竅壅塞，因而發生打噴嚏、流清涕。中醫認為鼻鼽的病因在肺，但根本因素在脾與腎。脾虛則脾氣不能輸佈於肺，所以肺氣也會虛，而肺氣之根在腎，因為腎主納氣，如果腎虛則攝納無權，納氣功能不足，氣無法歸元，風邪就會侵犯機體而生病。

中醫認為過敏性鼻炎大致分為以下幾種類型，臨床治療需經專業醫師辨證後施治。

1. 風寒型

這類型過敏性鼻炎的症狀表現多為鼻塞、打噴嚏、流清鼻涕，可能有咳嗽、咽喉痛、怕冷、身體疼痛等症狀，觀察舌頭顏色偏淡紅、舌苔呈薄白狀。此類型過敏性鼻炎症狀與感冒很類似，需要詳細辨證，才能對證治療。

	過敏性鼻炎	感冒
症狀變化	起床睡前特別嚴重	一整天都差不多
症狀持續時間	一整年、特定季節	最多兩週
發燒	不會	有可能
鼻子分泌物	水狀、顏色透明	黏稠狀，顏色黃或綠
鼻子狀態	會鼻塞、常常鼻子癢	會鼻塞、不太會癢
打噴嚏	常常、一打就停不下來	偶爾
其他症狀	常常眼睛癢、偶爾喉嚨癢、耳朵癢、不太會咳嗽、喉嚨痛	咳嗽、喉嚨腫脹、痛癢、不太會眼睛癢

2. 腎虛型

這類型過敏性鼻炎患兒大多體質虛弱，症狀表現主要為鼻癢不適、流清涕、噴嚏頻頻，經常反覆發作，早晚較為嚴重，白天症狀會緩解，可能還會伴隨有遺尿、四肢冰涼等症狀，觀察這些孩子的舌頭顏色偏淡、舌苔白色。臨床治療以「補腎益肺」為主，可以選擇山藥、黃精、冬蟲夏草、西洋參等藥食來調整體質。

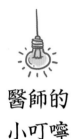

**醫師的
小叮嚀**

1. 過敏性鼻炎主要由於接觸過敏原或是因為氣喘、感冒所誘發,所以日常生活需注意避開誘發因素,如果對花粉、塵蟎、動物皮毛等過敏,就要注意居家環境衛生,避免接觸過敏原。

2. 若是因為季節變化或早晚溫差而誘發過敏,應事先做好預防措施,注意衣物的添加。

3. 可徵詢專業醫師意見,做「三伏貼」或「三九貼」等穴位敷貼療法,來改善過敏體質。

穴位敷貼療法(三伏貼、三九貼):

中醫的穴位敷貼療法,可以調理肺腑功能助長陽氣,增加對寒邪的抵抗力改善過敏體質。以辛溫、逐痰、溫陽、通絡的藥物,例如白芥、細辛、元胡等,研成細末,調製成藥餅,敷貼於背部俞穴上,例如肺俞、心俞、膈俞、脾俞、腎俞等穴,用膠布固定,每次貼一至四小時。夏季過敏者貼於三九天;冬季過敏者,貼於三伏天;若不分季節而過敏者,有過敏性鼻炎發作,可以每星期敷貼一次,直到過敏緩解。

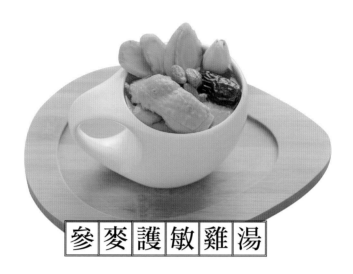

參 麥 護 敏 雞 湯

材料

帶骨雞腿一支

西洋參　6 公克

麥門冬　6 公克

枸杞　　10 公克

黑棗　　15 公克

百合　　10 公克

調味料

鹽　　　少許

作法

1. 雞腿洗淨、切塊，汆燙後備用。將上述藥材洗淨後，裝入濾袋中。

2. 將藥材濾袋與雞腿放入不鏽鋼鍋中，加入 1000c.c. 水。

3. 將鍋子放入電鍋燉煮，外鍋放 2 杯水，待電鍋跳起，依個人口味加入鹽調味即可食用。

**Dr.Wu's
食療補帖**

西洋參

具有補氣養陰、清火生津等功效，對於經常過敏者，西洋參能夠增強免疫系統，改善過敏症狀。西洋參相對於人參性較偏涼，凡是不適合人參之溫補屬性者，可以此取代。

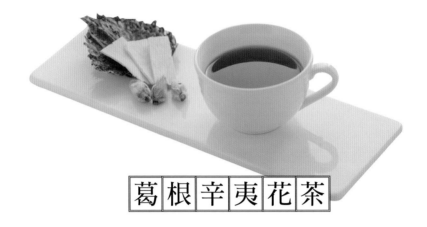

葛根辛夷花茶

材料

葛根　　6 公克
辛夷花　2 公克
紫蘇葉　6 公克

作法

1. 把藥材略為洗淨後備用。

2. 將藥材放入杯中，沖入熱水，略燜幾分鐘之後即可
   飲用。

| Tips | 每天不宜超過 600c.c.。

Dr.Wu's
食療補帖

辛夷

具有發散風寒、宣通鼻竅的功效，是治療過敏性鼻炎常用藥，其收
斂作用可以保護鼻粘膜，並能促進粘膜分泌物的吸收，減輕鼻炎症
狀，使鼻腔保持通暢。

穴道按摩

按壓鼻通穴、迎香穴、
合谷穴,每天4至5次,
每次20下,按壓時維
持6秒。

| Tips |

平日經常按壓可預防過
敏性鼻炎發生,鼻炎發
作時增加按摩力度,可
達到緩解症狀的功效。

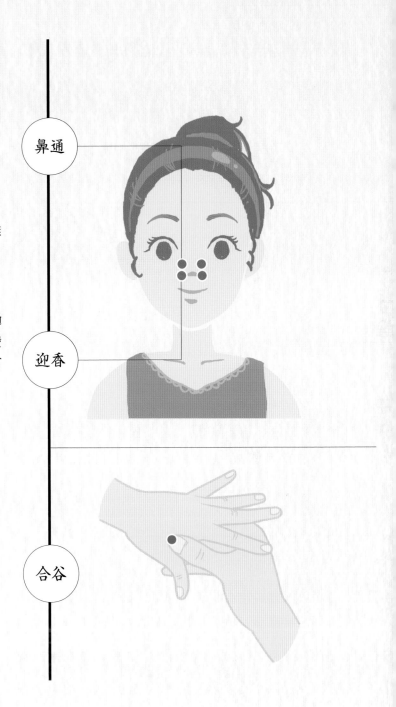

鼻通

迎香

合谷

幼兒專科

腹痛、腹脹

在門診中，常會遇到家長帶幼童因腹痛、食慾不佳而求診，往往在幫患兒做完腹診檢查就會發現大部分腹痛原因以脹氣居多。

小兒腹脹一詞最早在《諸病源候論》即有提到，「小兒臟腑嫩弱，有風冷邪氣客之，搏於臟氣，則令腹脹。若脾虛，冷移於胃，食則不消。」另外，《幼幼近編》也有相關記載：「小兒腹脹，有虛有實。小便不利，悶亂喘急者，此邪氣之實也⋯⋯。小便自利，不喘，面目四肢浮腫者，此正氣之虛也。」從中醫觀點來看，幼兒的臟腑尚未發育完成，機能運作尚弱，如果有外界的「邪氣」入侵，就會影響到臟腑的氣機運行，進而造成腸胃消化能力變差或產生腹脹腹痛等症狀。

幼童腸蠕動功能不足，除了影響消化，還會造成腸腔內的氣體不易排出體外而導致腹脹，若脹氣厲害就會感覺腹痛不適，自然也就吃不下。所以家長可以先簡單判定孩子的脹氣現象是否為正常，確認脹氣的方式，可以透過輕敲腹部做簡單判斷，以單手手掌輕按幼童上腹部，再以另一隻手的兩隻手指輕敲手背，聽聽看是否有「砰砰⋯⋯」的空氣聲音，若有便代表幼童腹部脹氣。如果小孩食慾正常、活力正常、排便正常，就不用太過擔心。若小孩有感冒現象，或是食慾少於平常的一半或甚至完全不吃，肚子脹得很大很硬，或伴隨著嘔吐、呼吸急促、排便不順等症狀，這時就需要盡快就醫治療。

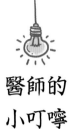

**醫師的
小叮嚀**

1. 幼童進餐時要細嚼慢嚥，不宜一邊說話、嬉鬧玩樂，以免食入過多空氣。

2. 減少食用容易產氣或不易消化的食物，例如地瓜、洋蔥、豆類、麵包、蛋糕等。

3. 維持規律排便習慣，因為便祕可能導致腸內壞菌增加而產生大量氣體。

穴道按摩

按摩內關、合谷、足三里，用指腹
分別按壓 5 分鐘。

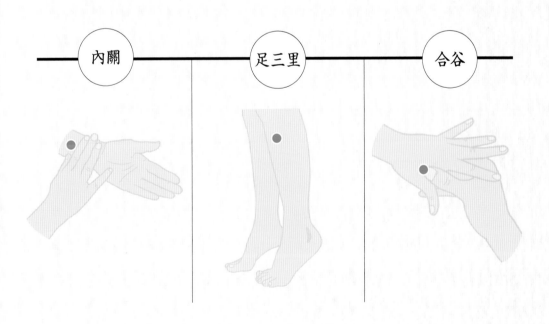

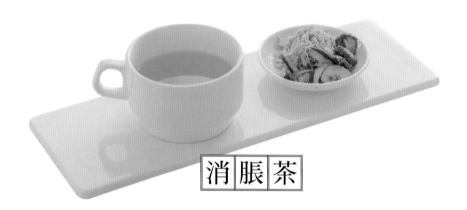

消 脹 茶

材料		作法
山楂	20 公克	1. 所有藥材洗淨後，裝入濾袋中。
麥芽	50 公克	2. 將藥材袋放入壺中，沖入 1000c.c. 的熱水。
枳殼	20 公克	3. 燜約 15 分鐘後，取出藥袋即可飲用。

**Dr.Wu's
食療補帖**

麥芽

具有消食健胃的作用。麥芽是麥粒用水浸泡發芽後乾燥作為藥用，富含澱粉酶，能促進澱粉性食物的消化，常用於治療過食澱粉類食物造成的食滯症。

山楂

具有消食化積、行氣散瘀等作用。常用於治療過食油膩或肉類造成的食滯症，症狀表現為腹脹、噯氣、打嗝、腹痛、大便稀軟者。

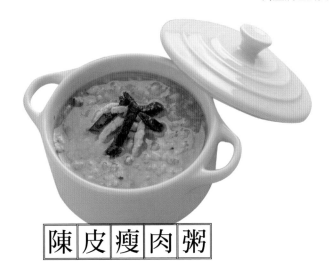

陳皮瘦肉粥

材料

陳皮	10 公克
豬瘦肉	100 公克
白米	50 公克

作法

1. 陳皮洗淨切細絲，置入濾袋中，白米洗淨備用；豬瘦肉切絲備用。

2. 陳皮加 400c.c. 水置入電鍋，外鍋加 1/2 米杯水，按下電鍋開關。待煮好，將濾袋取出。

3. 白米放入原本裝有藥液的鍋中，外鍋加入 1 米杯水，按下電鍋開關。等待跳起後即可食用。

Dr.Wu's 食療補帖

陳皮

具有理氣健脾，燥濕化痰的作用。常與蒼朮、厚朴一起搭配，用於改善脾胃氣滯造成的腹痛、腹脹。

青少年專科

長得高又壯

每個父母對孩子都有很多期許，基於「望子成龍，望女成鳳」的心理，青春期父母都會到門診詢問有關「轉骨方」的相關問題。

人一生有兩個生長加速期，第一階段是新生兒出生到六個月，第二階段則是青春期，身高的增加極限與時間因人而異，有些人早一點，有些人比同齡稍晚。一般來說，女生的發育比男生早，轉骨啟動點也會有所不同，通常男生需滿十二歲，女生則是十足歲後，或者以第二性徵的出現作為判斷的基準點。

影響身高的因素大致分為先天因素和後天因素。先天主要是父母親的遺傳因子，這大致決定了一個人的身高範圍，臨床上判斷孩子發育，通常可用身高計算公式概算。後天因素大約占身高決定因素的30%，營養、運動、睡眠、情緒、疾病等因素均會影響身高發展的表現。

從中醫角度，《黃帝內經》提到「腎主骨生髓」，「腎為先天之本，脾為後天之本」，腎氣的盛衰決定人體的生長壯老，腎氣充足的話，內分泌賀爾蒙的調控就能夠正常發揮作用，自然生長發育就會正常。腎氣盛衰又與脾胃功能息息相關，脾胃功能健全的話，所攝入食物都能夠被很好的消化與吸收，這樣才能產生足夠的腎精。基於這樣的理由，中醫在進行「轉骨」調理時，多從補脾養腎著手，因為腎精（腎氣）

充足則骨骼強健，脾強胃健，則能進飲食，精氣血才會充足。

　　中醫做轉骨調養，須根據男女性別以及個別體質綜合考量，進行辨證後才能開立處方。通常青春期男生調理的重點，著重筋骨及氣鬱的調理，預防運動氣鬱傷及筋骨損傷；女生則因為有初經，在初經後的前二年月經多半不規律，所以要著重在調經與補血，使其月經週期規律，並預防貧血及經期腹痛的發生。

醫師的
小叮嚀

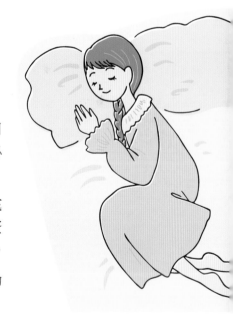

1. 作息要規律，不能晚睡熬夜，因為生長激素作用高峰期在深夜睡眠時，熬夜或晚睡會造成內分泌紊亂，影響生長發育。

2. 三餐飲食要均衡，青春期成長，首重鈣質的補充營養攝取要充足，尤其要多吃優質蛋白，如蛋類、豆類、奶類及魚類，能幫助青春期生長發育。

3. 運動促進氣血循環，因此，青春期長高關鍵運動絕對不能少。

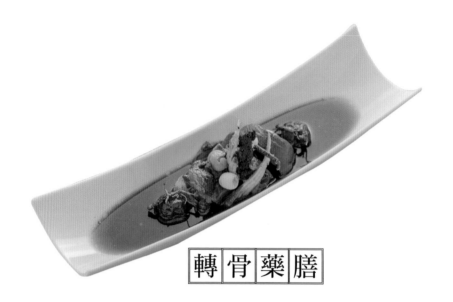

轉骨藥膳

材料

豬尾骨	200 公克	枸杞	8 公克
肉蓯蓉	10 公克	石柱參	10 公克
何首烏	10 公克	桂圓肉	8 公克
杜仲	10 公克	蓮子	8 公克
柴胡	10 公克	紅棗	8 公克
當歸	10 公克	生薑	20 公克
黃耆	10 公克		
陳皮	8 公克		

作法

1. 豬尾骨放入沸水中汆燙去除血水，撈起洗淨後備用。

2. 藥材洗淨後放入濾袋包好綁緊，生薑切片，連同其餘食材放入汆燙好的豬尾骨，加水 1200c.c.，電鍋外鍋加入 1 米杯水，按下電鍋開關，待煮熟後調味，即可食用。

Dr.Wu's 食療補帖

制首烏

具有補血養肝、益精固腎等作用，是滋補肝腎的良藥，對於發育期的青少年，可以幫助筋骨強壯，對於學習力、記憶力也有助益。

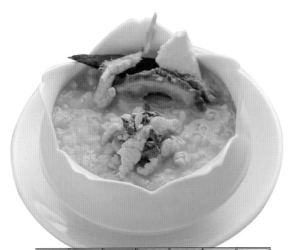

參苓健骨瘦肉粥

材料

黨參	3 公克
茯苓	10 公克
木瓜	3 公克
石斛	15 公克
杜仲	3 公克
生薑	6 公克
豬肉絲	150 公克
大骨高湯	200 毫升
米	150 公克

作法

1. 將藥材洗淨後，放入濾袋置於不鏽鋼鍋中，加入 800c.c. 清水，外鍋加入 1 米杯水，按下電鍋開關。等待跳起後將藥材濾袋撈起，留下湯汁備用。

2. 將白米及高湯、豬肉絲加入煮好的藥液中，外鍋加入 1 米杯水，按下電鍋電源，待煮成粥後即可食用。

| Tips | 此處的木瓜為中藥材，非水果類之木瓜。

Dr.Wu's
食療補帖

杜仲

具有補肝腎、壯筋骨、補中、益精氣、強意志等作用，適合青春期幫助生長發育。

穴道按摩

足三里、湧泉穴以拇指
指腹按揉，每天按揉 3-5
次，每次 5 分鐘。

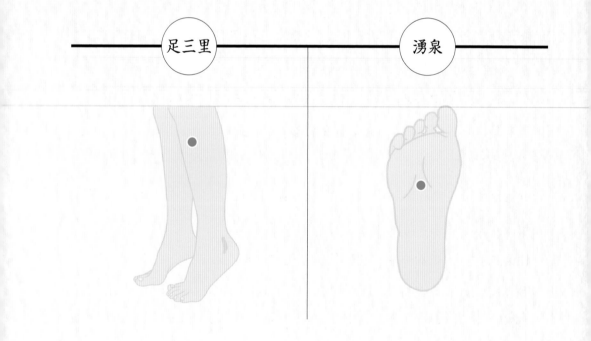

青少年專科

青少女的心事

　　胸部的豐滿與堅挺程度，是多數女性很在意的問題，乳房的組成約百分之九十七是皮下脂肪，而脂肪組織內脂肪細胞的數量和體積與胸部的大小有關。

　　女性從青春期開始，卵巢在排卵的過程中，所分泌的動情激素與黃體激素，除了主導女性每個月經週期之外，這兩大賀爾蒙也是影響乳房發育成長的重要因素。動情激素主要作用是刺激乳腺系統，讓脂肪囤積在乳房，若動情激素流入乳房的量多，乳房中脂肪細胞吸收血漿中脂肪微粒的能力增強，乳房便會呈現豐潤的外觀；黃體激素主要作用於乳房中的乳葉和腺泡，可使細胞增殖、變大，作用於產後婦女，乳房便成為一個製造和分泌乳汁的器官。

　　中醫從經絡角度來看乳房問題的處理，乳房為胃經經過部位，中央乳頭的部位屬肝經，乳腺則屬腎經範圍，因此可以從調理脾胃、肝、腎三經之氣著手。健運脾胃之氣，可以使得氣血來源充足；疏通肝氣，使氣機調暢，血液循環就會順暢，輸送到乳房的氣血充足，自然能達到豐胸效果；腎與腦下垂體、卵巢息息相關，腎氣充足可以促使腦下垂體活絡，讓內分泌系統運作正常，促使乳腺發達。除了中藥調理，還可透過針灸刺激腺體和內分泌，激活乳腺細胞，促進乳房發育。

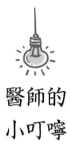

**醫師的
小叮嚀**

1. 青春期少女經常因為擔心體重過重而節食，導致飲食不均衡或營養攝取不足，往往會影響內分泌系統作用，不僅容易造成月經不規律，還可能影響胸部乳房發育。

2. 飲食要注重優質蛋白的攝取，多吃豆類、蛋類、奶類等食物。

3. 不宜晚睡或熬夜，會影響生長激素分泌與作用，因而抑制生長發育。

4. 適度運動可幫助身體內分泌系統穩定，活躍腺體作用，有助於青春期第二性徵發育。

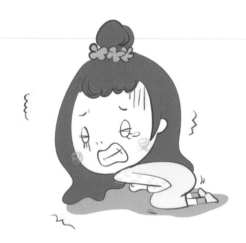

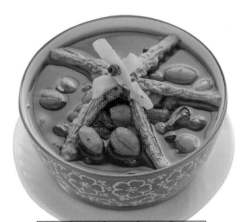

紅豆花生湯

材料

黨參	10 公克
玉竹	15 公克
菟絲子	10 公克
女貞子	15 公克
紅豆	80 公克
花生	80 公克

調味料

冰糖	適量

作法

1. 將紅豆洗淨泡水 5 小時～1 整晚。花生洗淨,以冷鹽水浸泡約 2 小時。

2. 用清水沖洗花生,去除多餘的鹽分。將紅豆及花生瀝乾後置入不鏽鋼鍋內,加入 600c.c. 清水,外鍋加入 1 米杯水,按下電源,將紅豆及花生煮熟。

3. 將藥材洗淨置於濾袋中,再放入步驟 2 鍋內,外鍋再次加入 1 米杯水,按下電源鍵,待電源跳起,續悶 10 分鐘。加入冰糖調味,即可食用。

Dr.Wu's 食療補帖

黨參

具有益氣生津、養血、補中等作用,補脾養胃能使氣血來源充足,進而幫助乳房腺體生長發育,黨參作用溫和,古書上說「健脾而不燥,滋胃陰而不濕,潤肺而不犯寒涼,養血而不偏滋膩」,非常適合青春期用來調養脾胃與養血。

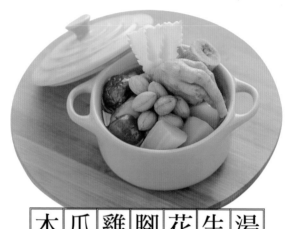

木瓜雞腳花生湯

材料

青木瓜	200 公克
豬骨	280 公克
雞腳	6 隻
生薑	20 公克
紅皮花生仁	70 公克
紅棗（去籽）	20 公克
蜜紅棗	10 公克

調味料

鹽	少許
米酒	適量

作法

1. 雞腳洗淨去爪甲，豬骨洗淨汆燙去血水備用，花生及紅棗肉洗淨備用，青木瓜削皮洗淨，切塊備用。

2. 將雞腳、豬骨、紅棗、花生與青木瓜放入不鏽鋼鍋中，加入 1200c.c. 水，電鍋外鍋加入 1.5 米杯水，按下電源鍵，待電源跳起後，加入鹽及米酒調味，即可食用。

**Dr.Wu's
食療補帖**

紅棗

具有補中益氣、養血安神等作用。對於青春期因為長期課業壓力或是營養攝取不均衡，導致脾虛證或血虛證，紅棗是很適合的平補藥食。

穴道按摩

以拇指指腹按揉天樞穴、水分穴、屋翳穴、足
三里、膻中穴，每天按揉 3-5 次，每次 5 分鐘。

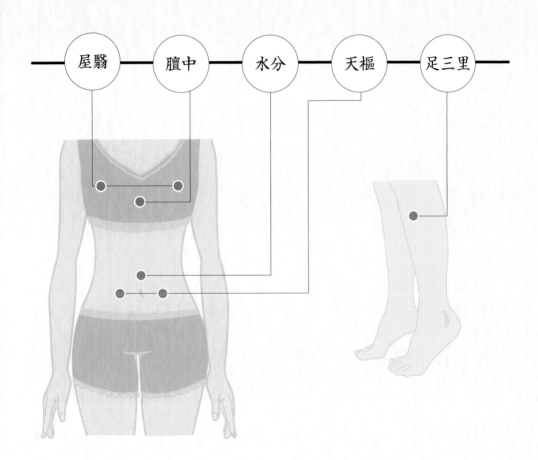

青少年專科

少男少女愛面子

　　青春痘，醫學上稱為「痤瘡」，是指毛囊發炎，一般最常見的是「尋常性痤瘡」。不同年齡的人都可能長青春痘，但是還是以青春期的青少年最常發生。許多原因都會造成痤瘡，例如情緒壓力、熬夜、睡眠不足、飲食不當（如油膩、高糖食物、高熱量或是含有激素的乳製品）、便祕、皮膚清潔不當，以及賀爾蒙變化，這些都可能引發青春痘的產生。

中醫治療痤瘡著重在調整體質及內分泌荷爾蒙，並且需經過辨證才能徹底改善，常見證型有：

1. 肺熱型：

　　這類痤瘡的症狀表現為臉部有與毛囊一致的丘疹，形狀如小米，可擠出白粉色油狀物質，可能還會有黑頭粉刺或輕度發癢，好發部位以鼻周圍較多，前額也常可見到。通常會伴隨有口乾鼻乾以及大便乾燥等現象，觀察舌頭可發現舌質微紅，舌苔呈薄白或薄黃壯。臨床治療以「清肺熱」為主，常用藥物有枇杷葉、黃芩、生地、野菊花等。

2. 胃熱型：

　　這類痤瘡的症狀表現與肺熱型類似，臉部有毛囊性丘疹，如小米般大小，

能擠出白粉色油狀物質，可能還有黑頭粉刺，但好發部位以嘴巴周圍較多，亦可見於背部或胸口。這類型的人通常臉部比較會出油，毛孔較大，食量也較大，常伴隨有口臭、口乾舌燥、大便硬或便祕，且喜歡喝冷飲，觀察舌頭顏色偏紅，舌苔黏膩。臨床治療以「清胃熱」為主，常用藥物有黃連、黃芩、山楂、薏苡仁等。

3. 毒熱型：

這類痤瘡的症狀表現為臉部散布米粒大丘疹，丘疹頂端常有小膿瘡，或周圍有輕度紅腫，常會覺得疼痛，且膿疱此起彼落，反覆發作，膿疱消退後皮膚表面會遺留凹陷性疤痕，除了臉部，胸、背也常會發生。常伴隨有大便乾燥或便祕，小便顏色黃赤，觀察舌頭偏紅，舌苔色黃且乾燥。臨床治療以「清熱、涼血、解毒」為主，可用金銀花、野菊花、蒲公英、黃連等清熱解毒藥物。

醫師的小叮嚀

1. 注意維持臉部清潔，每天早晚宜用溫水清潔臉部，若臉部容易出油，可使用痤瘡專用清潔用品清洗臉部。切勿用手或器具擠壓痤瘡，以免感染或留下疤痕。

2. 避免臉部碰觸髒污，頭髮最好每天清洗且不宜遮蓋臉部，枕頭套、洗臉毛巾、浴巾應經常換洗。

3. 睡眠要充足，最好每天能睡 7 ～ 8 小時，不可晚睡或熬夜。

4. 飲食要清淡好消化，多吃蔬菜、水果，避免油炸、高熱量、高糖分及辛辣刺激的食物。

5. 每天喝足夠的水，每公斤體重應攝取 30 ～ 35c.c. 溫開水，不宜喝冰水或含糖飲料。

6. 適度運動可以使心情愉快，還能促進新陳代謝。

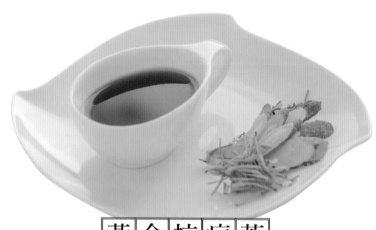

黃金抗痘茶

材料

黃耆	10 公克
金銀花	20 公克
茵陳	20 公克
甘草	5 公克

調味料

蜂蜜	適量

作法

1. 所有材料洗淨後，裝入濾袋中，綁緊備用。
2. 將裝有藥材的濾袋放入壺中，沖入 1000c.c. 的熱水。
3. 燜約 5 分鐘後，去除藥渣倒入杯中，加入適量蜂蜜調味即可飲用。

Dr.Wu's 食療補帖

金銀花

具有清熱解毒、疏散風熱、散癰消腫等作用。經常用於治療癰腫疔瘡，癰瘡初起有紅熱腫痛者，可單用金銀花煎茶飲用，還可用藥渣敷在患處消腫。

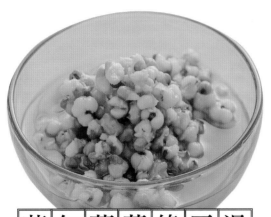

苡仁薄荷綠豆湯

材料

薏苡仁　4 公克

薄荷　　8 公克

綠豆　　75 公克

調味料

冰糖　　100 公克

作法

1. 將薄荷以 100c.c. 水小火熬煮 5 分鐘。

2. 薏苡仁、綠豆洗淨，浸泡 4～6 小時備用。

3. 將薏苡仁、綠豆置入不鏽鋼鍋中，加入 500c.c. 的水，電鍋外鍋加入 1 米杯水，按下電源鍵，待電源跳起。

4. 最後再加入薄荷水及冰糖，電鍋外鍋再次加入 1/2 米杯水，按下電鍋開關。等待跳起後即可。

**Dr.Wu's
食療補帖**

薄荷

具有疏散風熱、宣毒透疹、疏肝解鬱等作用，對於因為風熱、肝鬱造成的痤瘡，有很好的清熱解毒作用，可沖成茶飲用（註：薄荷不宜久煎）。

穴道按摩

以拇指指腹按揉三陰交穴、太溪穴、曲池穴、
合谷穴，每天按揉 3-5 次，每次 5 分鐘。

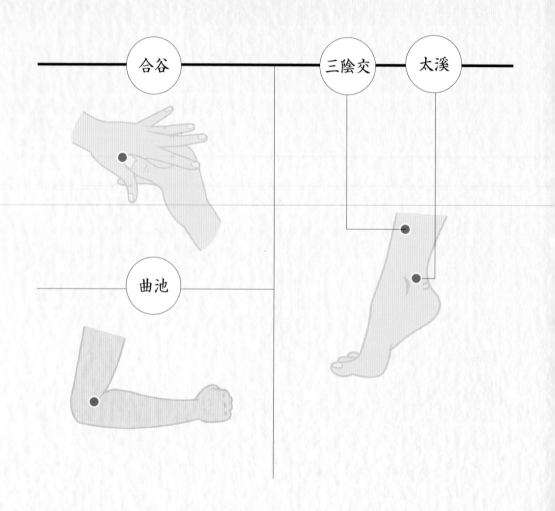

異位性皮膚炎

青少年專科

異位性皮膚炎又稱為異位性濕疹，是一種反覆發作，高度搔癢的慢性皮膚疾病，通常和過敏和免疫系統反應有關，也有些研究認為與基因有關，此類患者大多有過敏性體質的家族史，且常伴隨有哮喘、過敏性鼻炎或花粉熱等疾病。

濕疹在中醫稱為「四彎風」，《醫宗金鑑・外科心法要訣》提到：「四彎風，此證生在 腿彎、腳彎，每月一發，形如風癬，乃風邪襲入膝 而成。其癢無 ，搔破津水形如濕癬 」。清代的《外科大成》也談到：「四彎風，生於腿彎腳彎，一月一發，癢 可忍，形如風癬，搔破成瘡。」「四彎」是指雙手肘窩及雙膝後膕窩處，「風」是指發病時的癢。嬰兒階段的過敏皮膚通常出現軀幹部位的紅色丘疹，有時分佈到臉上；學齡期後的皮膚病灶多出現在四肢手肘、膝蓋彎曲處。

中醫認為異位性皮膚炎常見的類型有三大類，臨床治療需經專業醫師辨證後施治。

1. 濕熱型：

異位性皮膚炎急性期大多為濕熱型，病灶部位的皮膚色紅，多有潰爛或

滲出液，且搔癢明顯，常伴隨有口渴、心煩、大便乾硬、小便量少色深黃等症狀，觀察舌頭可發現舌質色紅，舌苔呈黃色或黃膩狀。臨床治療以「清熱利濕」為主，常用藥物有黃柏、黃芩、生薏苡仁、茯苓、夏枯草、生甘草等。

2. 脾虛濕盛型：

這類異位性皮膚炎多半病程較久，病灶部位有局限性的淡紅色斑片、丘疹，可能有滲出液或小水泡，常伴隨有臉色萎黃、神疲乏力、食慾不振、腹脹悶或痛、大便稀軟或不成型，觀察舌頭顏色淡且舌苔白膩。臨床治療以「健脾祛濕」為主，可以用四君子湯加減來治療，常用藥物有黨參、白朮、茯苓、生甘草、薏苡仁、陳皮等。

3. 血虛風燥型：

這類異位性皮膚炎多為慢性病程，病灶部位皮膚乾糙、晦暗，肥厚粗糙且有苔蘚化，或有抓痕結痂、脫屑，容易反覆發作且一發作則搔癢難忍，多半有大便乾、口乾、煩躁、失眠等現象，觀察舌質為淡紅色，舌苔少。臨床治療以「養血潤燥」為主，當歸、川芎、生地、赤芍、生薏苡仁等均為常用藥。

醫師的小叮嚀

1. 注意居家環境的清潔，保持良好通風，寢具被褥應經常換洗，防止塵蟎滋生。

2. 飲食要均衡且清淡，不宜食用油炸、辛辣刺激的食物，冰品、冷飲及寒涼食物都要避免。

3. 避開容易誘發過敏的來源，例如粉塵、花粉，以及海鮮類、乳製品、蛋類、麥麩等食物。

4. 避免過度清潔皮膚，少用清潔用品盡量用清水清潔皮膚，洗澡時水溫不宜過高。隨時注意皮膚保濕，避免換季時皮膚乾燥。

5. 衣著要選寬鬆、吸汗的材質，盡量穿著天然材質的衣褲。

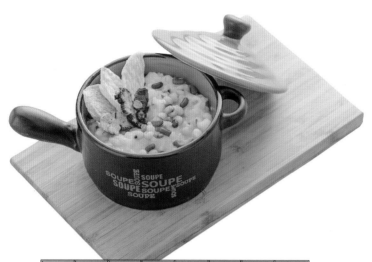

山藥茯苓薏苡仁粥

材料

白米	50 公克
薏苡仁	50 公克
山藥	50 公克
茯苓	25 公克
蒼朮	20 公克
赤小豆	25 公克

調味料

鹽	適量

作法

1. 將薏苡仁、赤小豆洗淨浸泡 4 ～ 6 小時，瀝乾備用。

2. 將茯苓、蒼朮裝入濾袋中，與白米一起放入電鍋中，加水淹蓋全部材料再高一公分左右，熬煮成粥，即可。

Dr.Wu's
食療補帖

蒼朮

具有燥濕健脾、祛風濕等作用，對於因為濕或熱引起的異位性皮膚炎，能夠清濕熱、祛風濕，是中醫用於治療濕疹的常用藥。

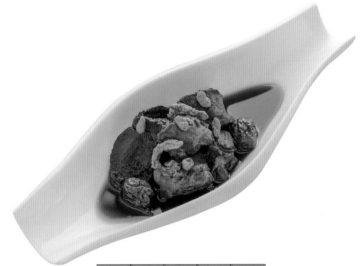

二地排骨湯

材料

排骨	300 公克
生地黃	20 公克
熟地黃	20 公克
僵蠶	20 公克
紅棗	5 公克
枸杞	3 公克

調味料

冰糖	100 公克

作法

1. 將生地黃、熟地黃、僵蠶等藥材洗淨置入濾袋中，放入不鏽鋼鍋中，加入 500c.c. 水，電鍋外鍋加入 1/2 米杯水，按下電鍋開關。等待跳起後，撈起濾袋留湯汁備用。

2. 將排骨洗淨汆燙去血水，放入熬煮好的藥湯中，電鍋外鍋加入 1 米杯水，按下電源開關，待跳起後，加鹽調味即可。

Dr.Wu's 食療補帖

生地

具有清熱涼血、養陰生津等作用，常用於治療血熱斑疹或是血虛風燥引起的濕疹。

穴道按摩

曲池、合谷以拇指指腹
按揉，每天按揉 3-5 次，
每次 5 分鐘。

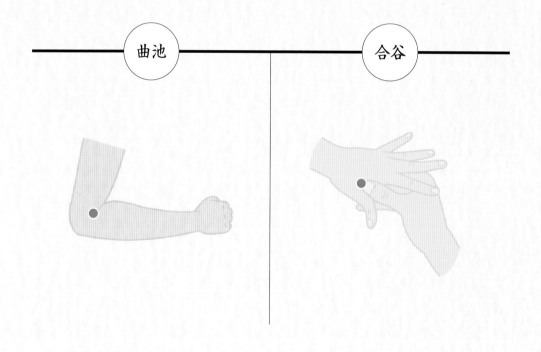

女性專科

經前症候群

「經前症候群」是生育年齡的女性最常發生的月經問題，根據統計，大約有百分之七十五的女性，在月經來臨之前或多或少都會出現不適症狀，其中大約百分之十五會因為症狀嚴重到影響情緒、生活起居以及人際關係的表現。

許多人在月經來潮的前七到十天左右，生理和心理上出現一些不舒服的症狀，這些症狀大多是主觀感覺，根據統計，有關經前症候群的症狀超過一百五十種，最常見的有腹脹、焦慮、乳房脹痛、頭痛、注意力不集中、眼睛畏光、愛哭、憂鬱、煩躁易怒、疲勞乏力、口渴、食慾改變、四肢水腫等等，典型的經前症候群的症狀通常會在月經來潮之後二至三天就會自行緩解。

經前症候群的發生多半與賀爾蒙濃度變化有關，並非所有人都會發生，每一個人的症狀也都不同，因此中醫會透過辨證來進行調理。通常分為下列幾種：

1. 肝鬱氣滯型：

這種類型的人多半月經週期紊亂，可能提早或延後，月經量或多或少，

經血顏色紫紅或帶有小血塊，月經來潮前會覺得胸悶、脅肋脹痛、乳房脹痛、煩躁易怒、小腹悶或脹痛。臨床治療多以「疏肝理氣、活血通絡」為主，常用藥物有柴胡、當歸、白芍、白朮、玫瑰花等。

2. 肝腎陰虛型：

這類型的人月經經常會提早，月經量偏多，經血顏色紅且有小血塊，月經前會頭暈頭痛（或偏頭痛）、煩躁易怒、失眠、乳房脹痛、腰酸、大便乾燥，觀察舌質偏紅。臨床治療以「滋補肝腎、平肝熄風」為主，常用方劑為杞菊地黃湯，熟地黃、山茱萸、山藥、枸杞子、菊花等均是常用藥。

3. 脾腎虧虛型：

這類型的人月經週期大多會延後，月經量偏少，經血顏色淡紅且無血塊經，月經前常會有臉或四肢浮腫、倦怠乏力、胸悶、心煩、食慾不振、腹部脹滿、大便稀軟等症狀，觀察舌苔呈白膩狀。臨床治療以「溫腎健脾」為主，同時須兼顧利濕，常用藥物有茯苓、山藥、扁豆、白朮、蓮子等。

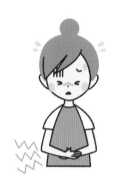

**醫師的
小叮嚀**

1. 飲食方面可以多補充富含鈣、鎂的食物，例如香蕉、奇異果、杏仁、南瓜子、葵瓜子、深綠色蔬菜等。

2. 維持規律運動的習慣，有助穩定內分泌系統，可改善經前情緒與睡眠障礙。

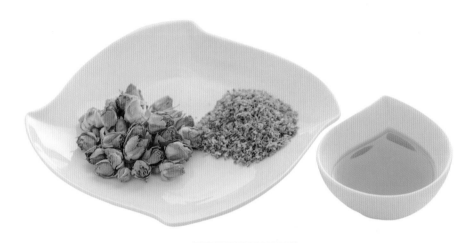

玫瑰露

材料

乾玫瑰花瓣　200 公克
桂花　　5 公克

調味料

冰糖　　適量

作法

1. 將玫瑰洗淨置入濾袋中，加入 800c.c. 清水，電鍋外鍋加入 1/2 米杯水，按下電鍋開關。

2. 待電鍋電源鍵跳起，將濾袋撈出，加入冰糖、桂花拌勻即可飲用。

**Dr.Wu's
食療補帖**

玫瑰花

具有疏肝解鬱、行氣活血、醒脾和胃、止痛等作用，適合肝鬱氣滯引起的經前不適，可緩解肝胃氣痛、乳房脹痛、脅肋疼痛等症。

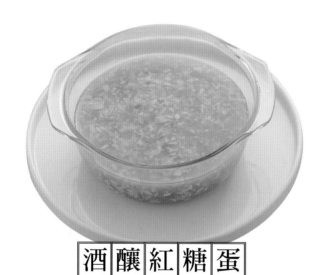

酒釀紅糖蛋

材料

生酒釀　100 公克

雞蛋　　1 顆

調味料

紅糖　　適量

作法

1. 不鏽鋼鍋中置入一半酒釀，加水 500c.c.，電鍋外鍋加入 1/2 米杯水，按下電源。

2. 將雞蛋打散，待電源跳起後立即加入蛋液、紅糖攪拌，再於電鍋外鍋置入 1/2 米杯水，按下電源鍵。待電源跳起後，加入酒釀放涼即可服用。

穴道按摩

以拇指指腹按揉，每天按揉 3-5 次，每次 5 分鐘。

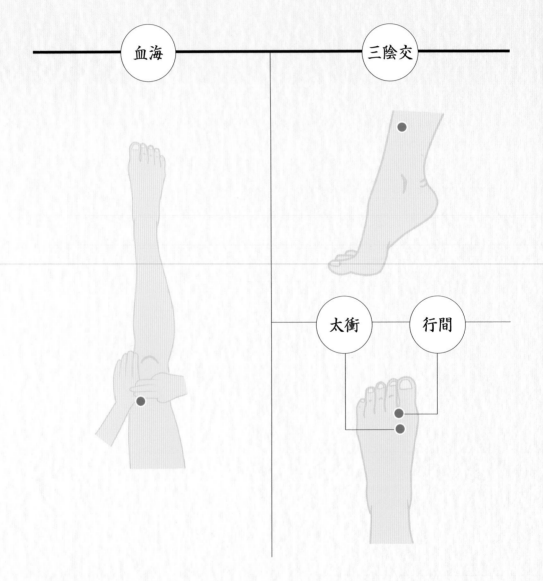

血海

三陰交

太衝

行間

女性專科

白帶異常

中醫將白帶異常稱為「帶下」,是婦科門診中最常見的問題之一。白帶是陰道的分泌物,由女性生殖器官各部位分泌出來的黏液及滲出物混合而成,女性在正常情況下,陰道都會分泌出微量的白帶,呈黏液性、淡白色或淡黃色、無特殊腥臭味及不適症狀,這是生理性白帶,只有在月經前期、妊娠期及青春期時,量會稍微增多,這是生理性因素所致,生理性白帶還可以協助維護陰道的健康。

中醫認為「十女九帶」,如果白帶量增多,氣味異常(腥臭、惡臭),顏色改變(深黃或褐色),或是夾帶血絲、腐乳渣狀,或伴隨有外陰部瘙癢,則為病理性白帶,又稱為「白帶異常」。可能原因有陰道炎、子宮頸炎、子宮發炎或腫瘤,以及盆腔炎等。一般來說,白帶異常是疾病的症狀表現而非單一疾病,如果發現白帶出現異常應立即就醫,以便確認是否有其他婦科疾病。

白帶異常在中醫大致分為以下幾種,臨床治療需經專業醫師辨證後施治。

1. 脾虛型:

　　這種類型以青春期少女居多,通常白帶量多,顏色為白或淡黃色,質地黏稠,無特殊臭味,常伴隨有臉色蒼白、手腳冰冷、精神痿靡、食慾不振等現象。臨床治療以「健脾祛濕」為主,可多吃山藥、蓮子、芡實等藥食。

2. 腎陽虛型:

　　這種類型以中老年婦女與發育不良者居多,通常白帶量多,分泌物較稀薄色白如蛋清,常伴隨有腰痛、腰痠、腿軟,頭暈耳鳴、小腹冷、四肢冰冷、夜間頻尿等症狀,觀察舌頭呈白色。臨床治療以「補腎陽」為主,可用菟絲子、蓮子、芡實等藥物來補腎固精止帶。

3. 腎陰虛型:

　　這種類型以情緒緊張、經常熬夜、飲食不規律者為多,通常白帶量多,質地黏稠,顏色偏黃或紅,多伴隨有陰部乾燥灼熱,除此之外也常會有臉部潮熱、頭暈目眩、耳鳴、心煩、失眠多夢、腰痠等現象,觀察舌質偏紅。臨床治療以「補腎陰」為主,可用知柏地黃丸來滋陰瀉火。

**醫師的
小叮嚀**

1. 注意陰部的清潔衛生,尤其是月經期、性生活前後,產褥期或流產後尤應注意。如果使用衛生護墊,要經常更換。內褲以吸汗的棉質為佳,避免穿過緊的褲子。

2. 工作型態屬於久坐者,應該經常改變姿勢或起立走動,一方面避免會陰部悶熱,另一方面則可改善骨盆腔循環,預防炎症發生。

3. 飲食方面,生冷食物、冰品、冷飲以及辛辣刺激、油炸的食物,都要避免,以免助熱生濕。

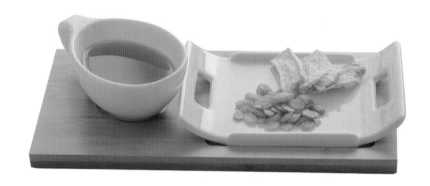

扁豆止帶煎

材料

白扁豆　30 公克

淮山藥　30 公克

調味料

紅糖　　50 公克

作法

1. 白扁豆洗淨用水浸泡 1 夜。

2. 白扁豆、淮山藥等藥材置入濾袋中，加入 500c.c. 水，電鍋外鍋加入 1/2 米杯水，按下電源鍵，待電源鍵跳起後，再加入紅糖拌勻即可。

| Tips | 每日服用 2 次。

Dr.Wu's
食療補帖

白扁豆

具有健脾化濕的作用，適合脾虛濕盛引起的白帶，可搭配人參、白朮、茯苓等藥物一起使用，以增強健脾、止帶的功效。

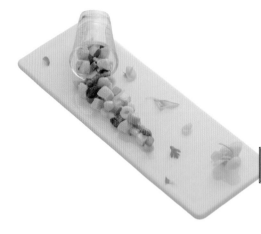

白果雞丁

材料

乾白果　30 公克
芡實　　4 公克
山藥　　4 公克
車前子　3 公克
雞冠花　2 公克
蓮子　　10 公克
香菇丁　30 公克
紅蘿蔔丁　30 公克
西芹丁　30 公克
雞胸肉　240 公克
蔥　　　10 公克
生薑片　10 公克

調味料

橄欖油　30 毫升
鹽　　　適量
香油　　5 毫升
米酒　　10 毫升
糖　　　10 公克
太白粉　5 公克

作法

1. 將藥材洗淨放入濾袋中，連同白果放入不鏽鋼鍋中，加水600c.c.，外鍋加入 2 米杯水，按下開關蒸煮，開關跳起後，取出白果浸泡冷水，並過濾出 1/2 杯的藥汁備用。

2. 雞胸肉洗淨切丁，用鹽、糖、米酒醃漬 10 分鐘備用，蔥和薑切段備用。

3. 熱鍋入橄欖油燒熱，加蔥、薑爆香後，放入雞丁炒熟，再放白果、調味料及藥汁拌炒收汁即可。

Dr.Wu's 食療補帖

白果

具有止帶、縮尿的作用，白果性澀可固下焦，脾腎虧虛或濕熱引起的白帶均可使用，脾腎虛者可搭配山藥、蓮子，濕熱者可與黃柏、車前子同用。

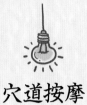

穴道按摩

以拇指指腹按揉足三里穴、三陰交穴、陰陵泉穴，每天按揉 3-5 次，每次 5 分鐘。

足三里

三陰交

陰陵泉

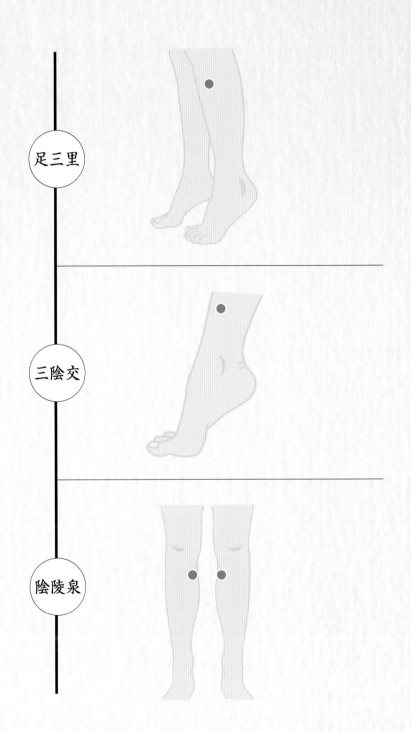

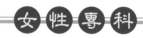

痛經

　　生理期經痛是許多女性的夢魘，許多人因此需要服用止痛藥物才能緩解。「痛經」是指婦女在月經期中或月經來潮前後，出現下腹部疼痛，這種疼痛甚至會牽引到尾椎，可能伴隨有頭暈、噁心、嘔吐或腹瀉等症狀，通常隨著經血排出血塊或膜樣物之後，疼痛感會逐漸減輕並消失。

　　痛經可分為「原發性痛經」與「繼發性痛經」。原發性痛經，多為先天性，常發生在未婚或未曾生育的女性，是指從有月經初經開始每個月都會發生的腹痛，骨盆腔內生殖系統並無病變；繼發性痛經，則是指女性的生殖器官病變所引起的經期腹痛，可能的原因有子宮內膜異位、子宮腔內沾黏、子宮肌瘤、慢性骨盆腔炎，或是子宮後傾、子宮前傾等。

根據疼痛發作時間、持續時間以及疼痛性質，中醫將痛經分為以下幾種類型，臨床治療需經專業醫師辨證後施治。

1. 氣血虛弱型：

　　這類型的女性平日就有脾胃虛弱，或是飲食不均、嚴重挑食等問題，使得經血生成不足；或是大病久病之後，由於氣血不足，致使子宮無力流出經

血而造成痛經。通常發生月經期後，小腹出現隱隱作痛且綿綿不斷，按揉會疼痛會緩解，月經量少，經血顏色淡質地稀薄，常伴隨有臉色蒼白、氣短聲音低微、倦怠乏力等氣虛症狀，觀察舌質色淡，舌苔薄。臨床治療以「調補氣血」為主，可用八珍湯來調理，常用藥物有黨參、白朮、茯苓、當歸、川芎、白芍、熟地等。

2. 氣滯血瘀型：

這類型痛經多半是因為情緒鬱悶所導致，中醫認為鬱則氣滯，氣滯久了就造成血瘀，血瘀就會導致經血運行不暢，不通則痛。如果是氣滯比較嚴重者，多半在月經前或月經期，會有小腹脹痛且脹甚於痛，常伴有胸肋乳房脹痛，經血量少而不暢，經血顏色紫暗且帶有血塊，觀察舌苔色黃；若是偏於血瘀較嚴重者，則月經前或月經期，腹部會有持續性疼痛，且痛如刀割，幾乎碰不得，月經量少，經血顏色紫黑帶有血塊，通常在血塊排出後疼痛會減輕，月經結束後疼痛便會消失，觀察舌質顏色紫暗或有瘀點。臨床治療以「行氣止痛、活血化瘀」為主，常用藥物有柴胡、香附、當歸、川芎、白芍、桃仁、紅花等。

3. 寒濕凝滯型：

這類型痛經多半是因為月經期曾淋雨、游泳，或是經期貪食生冷、冰涼食物，或是原本體質就偏虛寒，造成經血凝滯不暢留聚而疼痛。通常在月經前或月經期會有小腹絞痛、有冷感，甚至牽引到腰骶部，如果熱敷疼痛就會緩解，月經量少，經血顏色黯且有血塊，觀察舌苔呈白膩狀。臨床治療以「溫散寒邪、除濕止痛」為主，常用藥物有當歸、桂枝、川芎、阿膠、白芍、生薑、吳茱萸等。

醫師的小叮嚀

1. 月經期間不宜過食生冷、辛辣刺激的食物，茶、咖啡、酒類等在月經期也不宜飲用。

2. 月經前後要避免淋雨或受到風寒，小腹部尤需注意保暖。

3. 月經期應避免房事，以免損耗腎氣，或招外邪入侵。

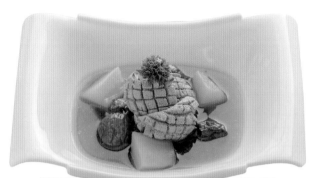

益母香附豬肝湯

材料		調味料		作法

材料

益母草　20 公克
香附　　12 公克
陳皮　　3 公克
蜜棗　　1 枚
豬肝　　150 公克

調味料

鹽　　少許

作法

1. 將豬肝洗淨切塊，其餘藥材洗淨置入濾袋，一起放入燉盅中（或瓷碗）。

2. 加入適量 500c.c. 清水，電鍋外鍋加入 1 米杯水，按下電源鍵，待電源鍵跳起，加鹽少許調味即可。

Dr.Wu's 食療補帖

香附

具有疏肝解鬱、理氣散結、調經止痛等作用，是婦科調經常用藥，對於肝鬱造成的月經不調、痛經、乳房脅肋脹痛，治療效果很好。

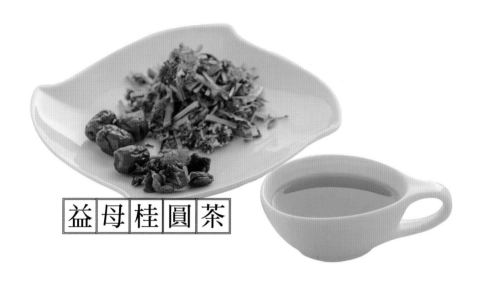

益母桂圓茶

材料

紅棗　　3 顆
益母草　9 公克
桂圓　　10 顆

調味料

黑糖　　適量

作法

1. 將益母草放進濾袋，加入桂圓、紅棗及500c.c.沸水，燜約 15 分鐘後。

2. 去除藥渣倒入杯中，再加入黑糖拌勻即可飲用。

Dr.Wu's
食療補帖

益母草

具有活血調經、利水消腫等作用，是婦科經產要藥，故有益母之名。對於血滯經閉、痛經、經行不暢等問題有很好的作用，善於活血袪瘀調經，常與當歸、川芎等藥物合用，增強活血調經的作用。

穴道按摩

以拇指指腹按揉合谷穴、血海穴與三陰交穴，每天按揉3-5次，每次5分鐘。

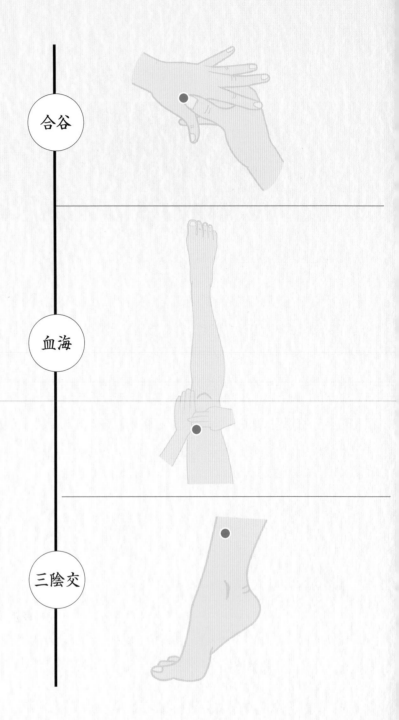

合谷

血海

三陰交

女性專科

助孕調理

醫學上不孕症的定義，是指在沒有避孕的情況下，經過十二個月以上的性生活，卻無法成功受孕者，一般分為兩種，一種是「原發性不孕症」，指從來不曾懷孕過；另一種是「次發性不孕症」，是指曾經懷孕過，但是後來因為某些原因無法再次懷孕。

現代人生活節奏快速，壓力常常超負荷運轉，或是因為晚婚，或是年齡超過 35 歲，懷孕能力明顯下降，因此不孕人口越來越多，據世界衛生組織（WHO）估計，約有 8％～ 10％夫婦有不孕症的困擾。不孕通常是指「不易受孕」，並非不能受孕，且原因可能是男性或女性，也可能雙方問題所致。

中醫認為，「生之來謂之精，兩精相搏謂之神」，意思是說，陰陽兩精互相結合就產生了生命。男女雙方在「腎氣盛，天癸至」的條件下，男子精氣溢瀉，女子月事以時下，此時被具備孕育下一代的能力，可見不孕主要與腎氣不足，沖任氣血失調有關。

臨床上確診不孕的調理，仍需依據男女性別與個別證型選擇不同方藥。女性不孕常見有以下幾種類型：

1. 腎氣虛型

這類型不孕女性通常有月經不調現象，月經量或多或少，常伴隨有頭暈耳鳴、腰酸腿軟、疲倦乏力、小便量多色白，觀察舌質顏色淡，舌苔薄。臨床治療以「補腎益氣、填精益髓」為主，常用藥物有人參、白朮、茯苓、白芍、川芎、當歸、熟地、菟絲子、鹿角霜、杜仲等。

2. 肝鬱型

這類型女性的月經常會延後，經量或多或少，經期前會有乳房脹痛、胸脇悶脹或小腹脹痛等情形，常伴隨有情緒抑鬱或煩躁易怒，觀察舌頭顏色偏紅且舌苔薄。臨床治療以「疏肝解鬱」為主，須兼顧理血調經，常用藥物有當歸、赤芍、牛膝、枳實、青皮、王不留行等。

3. 痰濕型

這類型女性通常月經期延後，甚至有閉經問題，平日白帶量多，顏色白質地粘無臭味，多半體型偏胖，臉色蒼白，常伴隨有頭暈、心悸、胸悶問題，觀察舌苔呈白膩狀。臨床治療以「燥濕化痰」為主，還要兼顧理氣與調經，常用藥有半夏、蒼朮、香附、茯苓、陳皮、川芎等。

4. 血瘀型

這類型不孕女性的月經量可能少或多，經血顏色紫黑且有血塊，偶會有點滴不止的情形，經期常有小腹疼痛症狀，經前疼痛較劇，觀察舌質顏色紫黯，或舌邊帶有瘀點。臨床治療以「活血化瘀、溫經通絡」為主，常用藥物有小茴香、乾薑、延胡索、沒藥、當歸、川芎、肉桂、赤芍、蒲黃等。

醫師的
小叮嚀

1. 保持愉快的心情，面對生活的壓力要能夠學習調解釋壓。

2. 飲食與作息要規律，規律的生活能夠讓內分泌系統維持穩定。

3. 適度運動，運動除了能夠釋放生活壓力，促進氣血循環，有助維持內分泌荷爾蒙穩定。

4. 戒菸、酒，避免高熱量、辛辣刺激性食物，女性不宜過食生冷食物。

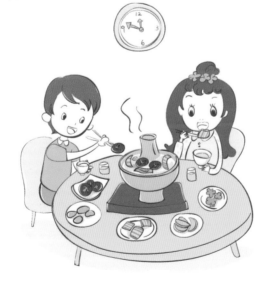

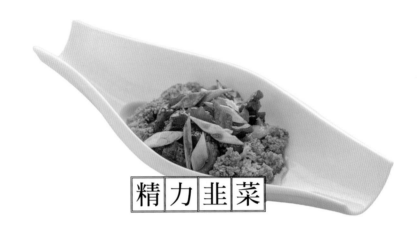

精力韭菜

材料

枸杞　　10 公克
淫羊藿　4 公克
肉蓯蓉　8 公克
韭菜　　200 公克
柴魚片　30 公克

調味料

柴魚醬油　45 毫升
香油　　　10 毫升

作法

1. 將藥材放入濾袋中，加 1 杯水煮沸後轉小火熬約 15 分鐘，濾出藥汁備用。

2. 韭菜洗淨切段，鍋中放入適量清水煮沸，放入韭菜燙熟，撈起瀝乾備用。

3. 將藥汁、柴魚醬油和香油調和淋在韭菜上，放上柴魚片即可。

Dr.Wu's
食療補帖

肉蓯蓉

具有補腎陽、益精血等作用，適合腎陽不足、精血虧虛造成的陽痿、不孕者使用，可以搭配熟地、菟絲子、五味子等藥物共同使用；如果女性因為宮冷導致不孕，可搭配鹿角膠、當歸、紫河車等藥物。

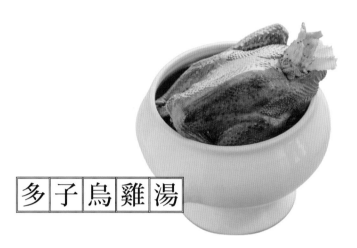

多子烏雞湯

材料

當歸	8 公克	韭菜子	8 公克
枸杞	40 公克	車錢子	8 公克
菟絲子	8 公克	烏骨雞	一隻（約 600 公克）
覆盆子	8 公克	生薑	10 公克

調味料

米酒	30 毫升
鹽	5 公克

作法

1. 將藥材洗淨放入濾袋，置於不鏽鋼鍋中，加 1200c.c. 水，電鍋外鍋加入 1/2 米杯水，按下電源鍵，待電源鍵跳起後，撈起濾袋留湯汁備用。

2. 烏骨雞去內臟洗淨剁塊，以沸水汆燙去血水，放入燉盅倒入藥汁，再放入生薑。

3. 燉盅加蓋放入電鍋，電鍋外鍋加入 1 米杯水，按下電源鍵，待電源鍵跳起後，即可加鹽調味。

**Dr.Wu's
食療補帖**

菟絲子

具有補腎固精、養肝明目等作用，對於腎虛造成的不孕，常搭配枸杞子、五味子、覆盆子等藥物，以達到補腎陽腎陰與固精功效。

穴道按摩

以拇指指腹按揉，每天按
揉 3-5 次，每次 5 分鐘。

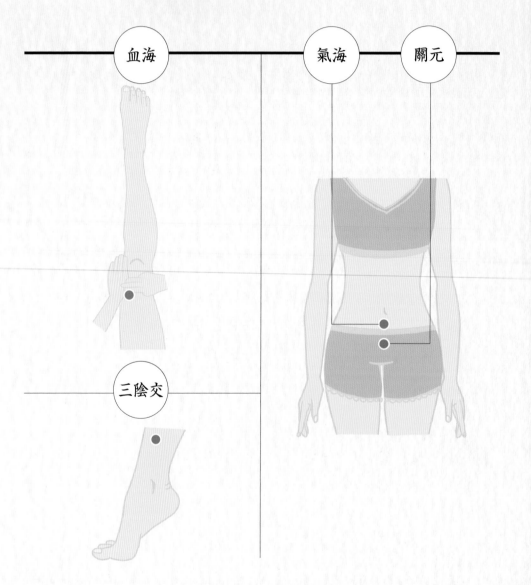

血海

氣海

關元

三陰交

女 性 專 科

更年期症候群

　　從生理學角度來看，因為性賀爾蒙的減少或消失而產生的短期不適應症，就稱為「更年期症候群」。內分泌性賀爾蒙變化在中醫稱為「天癸」，《黃帝內經・素問》提到：「女子七歲腎氣盛，……七七，任脈虛，太沖脈衰少，天癸竭，地道不通，故形壞而無子也。」；「丈夫八歲腎氣實……七八，肝氣衰，筋不能動，八八，天癸竭，精少，腎氣衰，形體皆極……」由此可知，男女隨著年齡變化，生理機能各產生不同的變化，到了「天癸竭」就是更年之期。

　　女性的更年期一般發生在 45 ～ 55 歲，此時卵巢漸停止製造女性賀爾蒙，生理機能逐漸減退，月經量會開始減少或出現週期不規律，之後便逐漸趨向停止月經，最後完全喪失生育能力，這樣的過渡時間，大約有 2 ～ 5 年。女性更年期發生時間的早晚，持續長短及不適症狀都不同，與個人遺傳、體質、健康狀態有關。

　　更年期一般印象多半停留在女性才會發生的生理現象，但近年來已經越來越多人也認識到男性更年期這樣的議題。在門診中，常有五六十多歲的男性患者因失眠、情緒不佳來求診，經由補腎滋陰改善更年期症狀，他的失眠、情緒症狀也都獲得緩解。男性的賀爾蒙是由

睪丸及腎上腺製造，影響全身多個系統功能，除了性功能，對身體新陳代謝的過程影響也很廣泛，包括蛋白質、脂肪及碳水化合物的代謝，骨髓製造血液細胞，骨的形成及前列腺生長等等。男性賀爾蒙在三十歲之後便逐漸下降，隨個人狀況不同，下降速度不一，當賀爾蒙下降至相當程度便可能出現類似女性更年期的一些身心症狀，例如倦怠、失眠、肥胖、情緒障礙等。男性的更年期較女性晚大約十年，加上沒有「停經」這樣的明顯訊號，且不是每一位男性都會出現症狀，或是因為與其他慢性疾病症狀合併出現，所以男性更年期容易被忽略。

中醫認為更年期症候群是身體自然退化造成腎氣虧虛，損及心肝脾等臟腑所造成的全身多種症狀，因此調養要以「腎」為主，同時要兼顧脾胃養護，因為脾胃為後天之本，如果脾胃功能不佳，便沒有充足的氣血精氣來源，可多吃山藥、蓮子、枸杞子、紅棗等藥食。

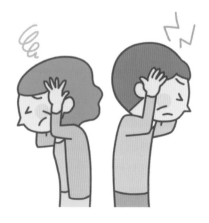

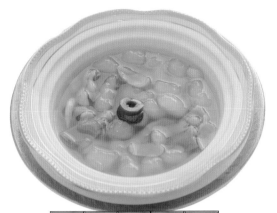

百合雪蛤湯

材料

東洋參　　4公克

麥冬　　　4公克

玉竹　　　4公克

蛤士膜　　8公克

乾百合　　20公克

紅棗（去籽）　15公克

調味料

冰糖　　　100公克

作法

1. 將東洋參、麥冬、玉竹等藥材置入濾袋，放入鍋內，加水300c.c.，電鍋外鍋加入1/2米杯水，按下電源鍵，待電源鍵跳起後，撈出濾袋，留下湯汁備用。

2. 蛤士膜先用溫水泡軟（約1小時左右）使其膨脹，除去雜質並挑選白淨的，然後再用清水沖淨一次；乾百合用溫水泡軟備用。

3. 取一磁碗，放入蛤士膜、乾百合、紅棗，倒入藥汁再加500c.c.的水，放入電鍋，外鍋加入1米杯水，按下電源鍵，待電源鍵跳起後，加入冰糖調味即可食用。

**Dr.Wu's
食療補帖**

百合

具有養陰清心安神等作用，可用於改善虛煩、驚悸、失眠多夢等症狀，可以沖煮成茶飲或做成甜品、湯粥食用。

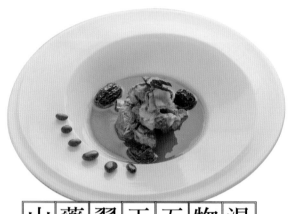

山藥翠玉五物湯

材料

排骨	600 公克
黑豆	30 公克
黑棗	10 公克
冬瓜皮	50 公克
清華桂	適量
山藥	15 公克

調味料

黑糖	適量

作法

1. 排骨洗淨以沸水氽燙去血水備用。

2. 將排骨、黑豆、黑棗、冬瓜皮置入不鏽鋼鍋內,加水 1200c.c.,電鍋外鍋加入 1 米杯水,按下電源鍵,待電源鍵跳起後,加入清華桂及黑糖,外鍋再次加入 1/3 米杯水,按下電源鍵,待電源鍵跳起後即可食用。

Dr.Wu's 食療補帖

山藥

具有益氣養陰、補脾肺腎、滋精固腎等作用,是治療諸虛百損的滋補良藥,對於更年期男女是緩解不適症狀的佳品。

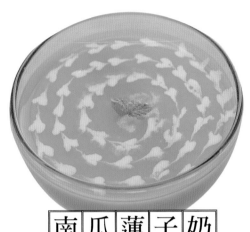

南瓜蓮子奶

材料

西谷米	50 公克
蓮子	15 公克
南瓜	50 公克
鮮奶	600 公克
雞蛋	2 個

調味料

冰糖	適量

作法

1. 西谷米用開水泡 15 分鐘，瀝乾水分，備用。

2. 不鏽鋼鍋裝 800c.c. 清水，放入南瓜及蓮子，電鍋外鍋加入 1 米杯水，按下電源鍵，讓南瓜及蓮子熟透。

3. 待電源鍵跳起後，加入冰糖，鮮奶和雞蛋，最後加入西谷米，再於外鍋加入 1/2 米杯水，按下電源鍵，待電源鍵跳起後即可食用。

Dr.Wu's 食療補帖

蓮子

具有益腎固精、補脾養心等作用，對於更年期的虛煩、心悸、失眠等問題可以交通心腎獲得改善。

穴道按摩

太溪、內關、神門以上
穴位以拇指指腹按揉，
每天按揉 3-5 次，每次
5 分鐘。

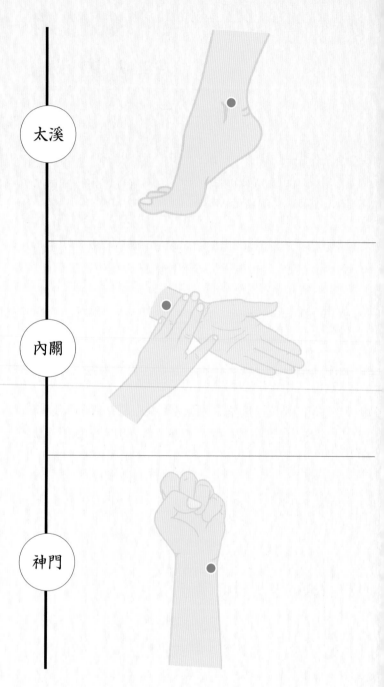

太溪

內關

神門

亞 健 康 專 科

視力保健

現代人幾乎手不離手機、平板，工作時又長時間注視電腦，下班後則是盯著電視或電腦，長時間的用眼，眼睛焦距固定，眨眼次數過少，或是淚腺分泌淚液不足，眼球的潤滑度不夠，眼睛就容易出現紅腫、乾澀、流淚或發癢等不適症狀，甚至容易感染發炎，這些眼睛問題往往會導致近視加深或造成眼睛黃斑部受損及提早老化。

從中醫觀點來看，眼睛與肝臟息息相關，《素問 · 金匱真言論》提到：「開竅於目，藏精於肝。」《靈樞 · 脈度篇》又指出：「肝氣通於目，肝和則目能辨五色矣。」中醫理論認為肝具有儲藏血液和調節人體各部位血量分配的功能，「目受血而能視」，人的眼睛能夠視物有賴於肝血濡養和肝氣疏泄。中醫認為，舉凡太過或不及均有致病可能，《黃帝內經》中就有提到「五勞所傷」其中有一傷：「久視傷血」，這裡的「血」，其實指的就是肝血，因為「肝藏血」，所以又有「久視傷肝」的說法。長時間過度使用眼睛，會損傷肝臟功能，導致肝血虧虛，不但雙眼得不到營養的供給，會出現一系列眼睛不適症狀或視力損傷，就會出現眼睛乾澀、酸痛、流眼淚、視力模糊等症狀。

除了久視傷肝傷血，還會出現其他問題，因為中醫認為「足受血而能步，掌受血而能握，指受血而能攝」，肝血不足則會使得四肢受不到血液濡養，加上「肝主筋」，所以筋骨四肢都會不靈活，容易抽筋、無力。肝的疏泄功能與情緒關連極大，如果出現肝氣疏泄障礙，情緒會比較暴躁易怒，抗壓性較低，這些都是因為現代生活與工作型態經常「久視」所造成的。

**醫師的
小叮嚀**

1. 不宜長時間注視手機、平板、電腦螢幕或電視，每 40 ～ 50 分鐘，應讓眼睛休息 10 分鐘，多望向遠方景物，可改變眼睛視覺焦聚，減緩眼睛疲勞。

2. 飲食方面要多攝取色彩豐富的蔬菜、水果，增加植化素的吸收。避免辛辣刺激食物，並應戒除菸、酒。

3. 經常做眼球運動與按摩，可避免眼睛肌肉疲勞。平常可上下左右轉動眼球，並將兩手掌搓熱，輕輕放到眼睛上，藉由熱敷讓眼部循環改善。

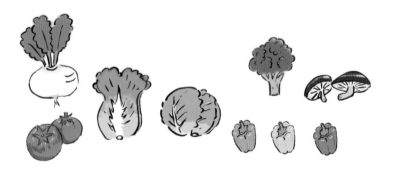

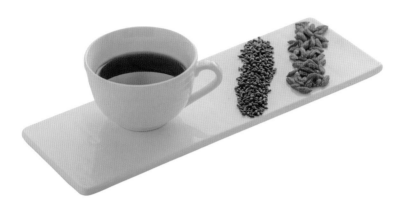

枸杞決明茶

材料

枸杞　　5 公克
決明子　3 公克

調味料
糖 5 公克

作法

1. 將枸杞及炒過的決明子放進濾袋中，加入 500c.c. 沸水沖泡，燜約 15 分鐘。

2. 去除藥渣，加入糖拌勻即可當茶飲用。

Dr.Wu's
食療補帖

枸杞

有補肝腎、益精血與明目功效，是常用的護眼藥食，對於肝腎不足造成的頭暈目眩、視力減退，具有很好的明目效果。

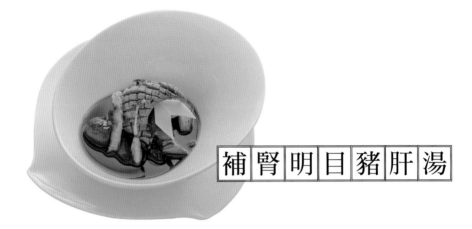

補腎明目豬肝湯

材料

生地黃	12 公克	紅棗各	12 公克
草決明	12 公克	石決明	38 公克
枸杞	12 公克	炙甘草	8 公克
當歸	12 公克	防風	2 公克
菊花	12 公克	豬肝	300 公克
肉蓯蓉	12 公克	生薑	30 公克
天門冬	12 公克		
麥門冬	12 公克	**調味料**	
石斛	12 公克	黑糖	適量

作法

1. 將藥材洗淨放入濾袋置於不鏽鋼鍋，加入 1000c.c. 水，電鍋外鍋加入 1.5 米杯水，按下電源鍵。

2. 待電源鍵跳起後，加入汆燙好的薄片豬肝，電鍋外鍋再次加入 1/2 米杯水，按下電源鍵，待電源鍵跳起後，加入少量鹽調味即可食用。

| Tips | 素食者可用猴頭菇，杏鮑菇、百葉豆腐，素羊肉等食材代替豬肝。

Dr.Wu's 食療補帖

菊花

具有疏散風熱、平肝明目等作用，不過疏散風熱大多用黃菊花（杭菊花），平肝明目則要使用白菊花。如果是眼睛紅赤昏花，可與桑葉、決明子、夏枯草等同用；若是因為肝腎不足引起視物模糊不清，可搭配枸杞子、熟地黃、山萸肉等藥物。

穴道按摩

以食指指腹輕揉，每天 3-5 次，每次 5 分鐘。

| Tips | 按摩前後可用溫毛巾熱敷 5 分鐘。

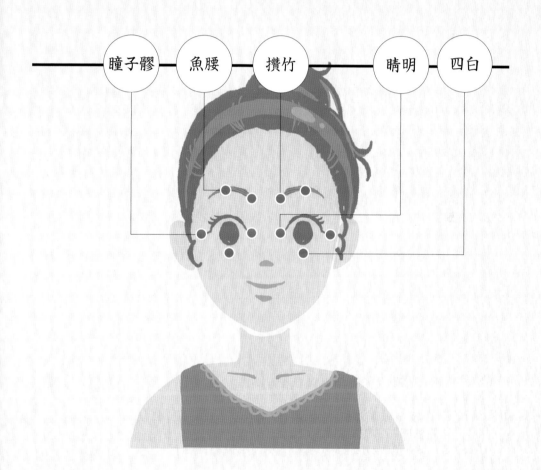

亞健康專科

慢性疲勞

「好累」、「疲倦」、「精神差」、「怎麼睡都睡不飽」，這些都是上班族經常可聽到的抱怨，但真的到醫院去檢查，卻往往找不到真正病因，所以通常都是在抱怨中延續這種長期的疲憊狀態。

疲勞、疲倦這些都是正常的生理反應，經過一整個白天的學習、工作、勞動之後，每個人或多或少都會感覺累，想要休息一下，而多數人在經過適當休息、睡眠之後，身心疲勞感覺是會恢復，少數人卻無法恢復，始終覺得累，好像怎麼睡都不夠飽，對日常事務提不起勁，過去許多人會歸類為「自律神經失調」，不過現在醫學界已經有比較普及的認定，那就是「慢性疲勞症候群」。

慢性疲勞症候群一般較常發生在女性，尤其是 25～45 歲的女性。在排除因為疾病，如癌症、自體免疫疾病、內分泌疾病等所造成的慢性疲倦感，且時間長達六個月以上持續性，無法因為休息而緩解的疲倦，伴隨有輕度發燒、不明原因頸部或咽峽部淋巴結疼痛、肌肉的不適或疼痛、頭痛、遊走性關節痛（無紅腫）、睡眠障礙等現象者即可稱為「慢性疲勞症候群」，而較嚴謹的診斷標準，疲勞的嚴重程度還必須是日常活動力比正常狀態降低一半以上。

　　對於高壓力生活型態的現代人，慢性疲勞症候群是很常見的問題，只不過這些身心症狀與感冒、失眠、憂鬱症等問題很類似，許多人可能會忽略真正病因，因而找不到正確治療方案。從中醫觀點來看，慢性疲勞症候群與「虛勞」、「懈怠」等病證相似。《黃帝內經》提到：「肝虛、腎虛、脾虛，皆令人體重煩冤」，所以中醫治療時仍須以臨床證型表現來論治。

1. 肝腎陰虛型

　　這類型的人多半平常工作壓力大，經常熬夜加班或出差，通常會有口乾舌燥、耳鳴、眼睛乾澀、手腳心發熱、失眠多夢或腰膝痠軟等問題，觀察舌頭偏紅偏瘦。臨床治療以「滋陰調補肝腎」為主，可多吃枸杞子、山藥、五味子、菟絲子、女貞子、肉蓯蓉、何首烏等藥食。

2. 脾氣虛型

　　這類型的人除了疲倦，通常臉色顯得蒼白或萎黃，稍微活動一下就氣喘吁吁滿頭大汗，食慾不佳，進餐後常會感到腹脹或消化不良，大便偏軟，觀察舌頭較胖大多半帶有齒痕。臨床治療以「健運脾氣」為主，可多吃山藥、蓮子、茯苓、薏苡仁等藥食，主食以全穀類較佳，減少精緻米麵類。

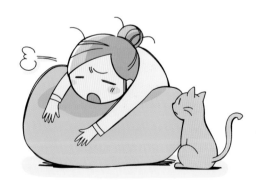

**醫師的
小叮嚀**

1. 保持規律的作息，三餐進餐、起床與睡覺、運動的時間最好能夠固定。

2. 要有充足的休息時間，每天至少需 6 ～ 8 小時睡眠，不宜晚睡或熬夜，中午可安排 30 分鐘午睡。

3. 每天早上給自己 10 ～ 15 分鐘緩衝，做做冥想、簡單伸展運動或沖澡，不要匆忙展開一天生活。

4. 維持固定運動習慣，每天可安排 30 分鐘運動，散步、快走、慢跑、游泳、太極拳等均很適合，運動時間不宜安排在睡前 1 小時，以免影響入睡。

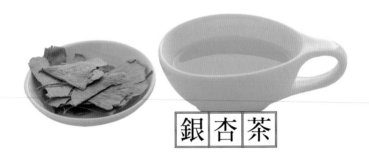

銀杏茶

材料

銀杏葉　5 公克

作法

1. 將把藥材略為洗淨後放入杯中，沖入 500c.c. 熱水。
2. 略燜 20 分鐘之後即可飲用。

**Dr.Wu's
食療補帖**

銀杏葉

益心斂肺、化濕止瀉等功效，可斂肺氣平喘咳。現代藥理研究可改善心血管和周圍血管的循環功能，具改善慢性疲勞效果。

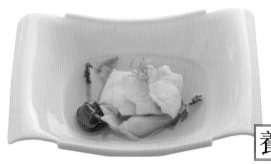

養生鮮魚湯

材料

黃耆	7 公克	冷凍鯛魚片	100 公克	嫩豆腐	50 公克
當歸	3 公克	雞胸骨	1 付	紅蘿蔔	20 公克
枸杞	9 公克	生薑	10 公克		
紅棗（去籽）	3 公克	蔥	10 公克	**調味料**	
				鹽	15 公克

作法

1. 雞胸骨洗淨後以沸水汆燙去血水。鍋中置入 1000c.c. 清水以及汆燙過的雞骨及藥材濾袋，電鍋外鍋加入 1/2 米杯水，按下電源鍵，待電源鍵跳起後，撈出濾袋及雞骨留湯備用。

2. 冷凍鯛魚片，斜切 1 公分厚度片狀，生薑切片，紅蘿蔔切片，嫩豆腐切 1 公分厚 4 公分寬厚片備用。

3. 將做法 2 材料放入做法 1 高湯中，電鍋外鍋加入 1 米杯水，按下電源鍵，待煮好後，加入鹽、蔥花即可。

**Dr.Wu's
食療補帖**

黃耆

具有補氣升陽、益衛固表等作用，對於脾胃氣虛造成的疲倦，黃耆可以補氣健脾，可搭配白朮一起使用，如果平日氣虛較為明顯，還可與人參或黨參一起使用，增強補氣效果。

紅棗

具有補中益氣、養血安神等作用，紅棗營養豐富，對於長期倦怠者，可以搭配黨參、白朮、枸杞子等藥物來補氣、抗疲勞。

穴道按摩

以食指按壓穴位，每天
3-5次，每次按揉5分鐘。

百會	湧泉

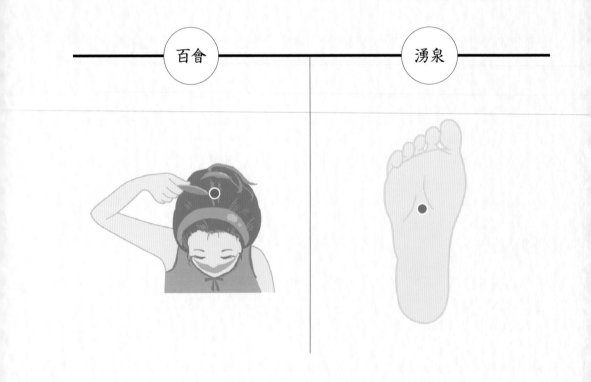

亞健康專科

肌膚抗衰

隨著年齡增加，全身機能運作衰減，歲月一定會在身上留下痕跡，除了體力衰退，皮膚上的斑斑點點與紋路是最容易被察覺的，尤其女性最不希望顯露在外的臉、頸、手等肌膚產生老化痕跡。

老化是人必然過程，從中醫的觀點來看，隨著年齡增加，加上後天的使用消耗，腎這個先天之本所存的精氣會逐漸消磨殆盡，人就會老化退化。腎有腎陽與腎陰，中醫的「陽」屬於功能，具有溫煦、推動機能運作的涵義，「陰」則是指體內的精華物質，陰液即為身體內的液體，例如血液、體液、組織液等，主要作用是要滋潤、濡養人體的各個臟腑器官以及全身皮膚。

當人體腎的精氣隨著歲月消耗，腎陰開始減少，滋養身體的陰液不足，肌膚就會開始容易變得乾燥粗糙，易長斑點或細紋，肌膚變得沒有光澤而暗沉，缺乏彈力而鬆弛，腎陰虛的人還容易有黑眼圈、眼袋，頭髮也會變得毛燥易斷，逐漸出現白髮。

從中醫腎氣衰的觀點來看，如果不希望歲月痕跡過於明顯，光是從外塗塗抹抹高貴保養品是不夠的，許多人誤以為肌膚乾燥、長皺紋是缺水，要多喝水，這些都無法真正改善肌膚問題，必須從「養陰補

腎」著手，可以多吃黑芝麻、山藥、銀耳、黑木耳、核桃、枸杞子、桑椹等食物。除了滋補腎陰，還要增強脾胃功能，因為脾胃是氣血生化來源，沒有充足的氣血滋養肌膚，臉色也不會紅潤有光澤，可以經常食用紅棗、蓮子、蓮藕、山藥、穀類、栗子等藥食。

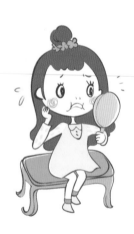

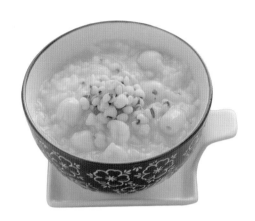

薏苡仁蓮子粥

材料

薏苡仁　　150 公克
蓮子　　　50 公克
紅棗　　　5 顆
白米　　　100 公克

調味料

冰糖　　　15 公克

作法

1. 薏苡仁淘洗乾淨，用冷水浸泡 3 小時，撈出瀝乾備用。蓮子去蓮心洗淨；紅棗洗淨去核。

2. 不鏽鋼鍋內加入 800c.c. 水，放入白米、薏苡仁、蓮子、紅棗，電鍋外鍋加入 1 米杯水，按下電源鍵，一起燜煮成粥狀，待電源鍵跳起後，加入冰糖，即可食用。

**Dr.Wu's
食療補帖**

薏苡仁

具有利水滲濕、健脾、清熱、排膿等作用，是愛美女性常用的食養聖品。搭配蓮子、紅棗，可以使肌膚紅潤有光澤。

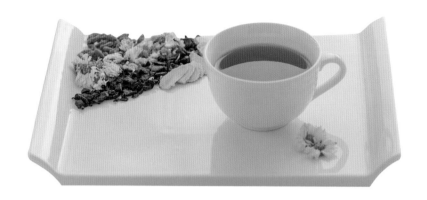

好氣色抗衰茶飲

材料

何首烏	12 公克
枸杞	4 公克
菊花	4 公克
西洋參	4 公克

調味料

冰糖	少許

作法

1. 把藥材略為洗淨後備用。

2. 把藥材一起放入杯中，沖入 800c.c. 的熱水，略燜 20 分鐘之後即成。

| Tips | 早、晚飲用，可補氣血、顧脾胃，延緩老化。

Dr.Wu's
食療補帖

西洋參

具有補氣養陰、清火生津等作用，西洋參所含皂苷能夠提升血液含氧量，使氣血運行順暢，延緩衰老。

穴道按摩

以拇指按壓氣海穴、血海穴、養老，每天 3-5 次，每次 5 分鐘。

| Tips | 氣海穴與血海穴按壓時深度與力度可以加大些。

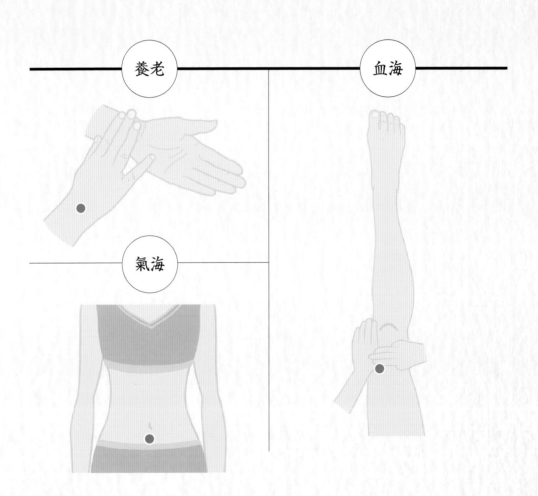

亞健康專科

減脂瘦身

在門診中常有病患問我：為什麼年齡越來越大，食量越來越小，但體重卻還是逐年上升？越老越難減重？其實年齡增加，身體的基礎代謝率降低，如果少吃少動，體重就慢慢逐年增加。除了年齡因素，肥胖成因很多，疾病、運動、飲食都與肥胖有關。

肥胖不只影響外觀與自我感覺，造成的疾病也很多，例如代謝症候群、糖尿病、高血壓、高血脂症、心臟病、腦中風、睡眠呼吸中止症、膽結石、脂肪肝、不孕等等，因此肥胖已經成為健康殺手，有肥胖問題的人，平均壽命也較正常體重者少了許多。根據醫學研究統計，只要體重能下降 5 ～ 10％，能有效降低罹患代謝性疾病機率，合併的慢性病症也可獲得大幅度的改善。

一般對於肥胖的認為是體重過重，不過，單從體重無法正確評估體種與健康關聯性，從健康角度來看，體內脂肪含量才是真正醫學上對於肥胖定義的指標，因此現在普遍都用「身體質量指數（body mass index，BMI）」來評估肥胖程度。

成人肥胖定義	身體質量指數（BMI）（kg/m²）	腰圍（cm）
體重過輕	BMI<18.5	
健康體位	18.5 ≦ BMI<24	
體位異常	過重：24 ≦ BMI<27 輕度肥胖：27 ≦ BMI < 30 中度肥胖：30 ≦ BMI < 35 重度肥胖：BMI ≧ 35	男性：≧ 90 公分 女性：≧ 80 公分

【資料來源】衛生福利部國民健康署

　　從中醫角度來看，肥胖大多與脾虛、氣虛有關，脾氣虛弱者，氣機運行不暢，容易使得痰、濕、飲等代謝病理廢物停留在體內而導致肥胖，這類肥胖者多半全身肌肉鬆垮，四肢沉重感，尤其下半身經常有水腫現象，容易感覺疲倦乏力，稍為活動一下就覺得氣喘吁吁，伴隨有食慾不振，排便多半稀軟不成型或是容易黏在馬桶上，有些人常會覺得喉嚨有痰，皮膚容易有濕疹或汗皰疹，女性容易有白帶、痛經等問題。

　　針對這類型肥胖必須從「健運脾氣、利濕祛痰」等方面著手，除了飲食要注意均衡清淡好消化的原則，也要養成規律運動的習慣，這樣才能讓原本低動能身體活絡，進而使氣血運行順暢，將體內廢物順利排出。可以多吃健脾利濕的藥食，例如薏苡仁、紅豆、黨參、茯苓、白朮、蒼朮、車前子、玉米鬚等。

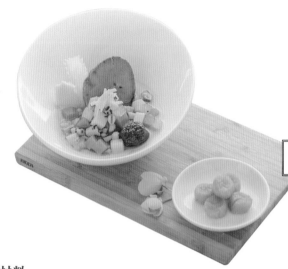

白玉利水湯

材料

茯苓	12 公克	雞胸肉	76 公克
薏苡仁	12 公克	胡蘿蔔丁	80 公克
澤瀉	8 公克	竹筍丁	80 公克
車前子	8 公克	香菇丁	40 公克
紅棗	20 公克	生薑	10 公克
冬瓜	600 公克	干貝	10 公克

調味料

鹽	10 公克
米酒	8 毫升

作法

1. 將藥材（紅棗除外）置入鍋中，加入 800c.c. 水，電鍋外鍋加入 1/2 米杯水，按下電源鍵，待電源鍵跳起後，撈藥渣留藥汁備用。紅棗去籽切塊。

2. 冬瓜和雞胸肉切小丁，干貝熱水泡軟後撥成細絲備用。

3. 取一燉盅，放入作法 2 食材、紅棗和藥汁，另加 500c.c. 水，放入電鍋內，外鍋加入 1 米杯水，蒸熟後加入鹽、米酒即可。

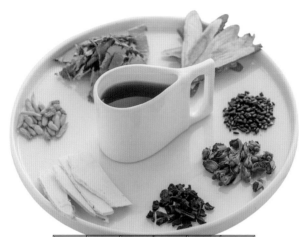

全方位消脂茶

材料

荷葉	4 公克	草決明	6 公克
黃耆	6 公克	生甘草	4 公克
何首烏	6 公克	葛根	12 公克
玫瑰花	4 公克	麥冬	8 公克

作法

1. 將藥材洗淨浸泡 30 分鐘。

2. 加入 2500c.c. 水，大火煮沸，轉小火燉煮 1 小時即可。

Dr.Wu's
食療補帖

茯苓

具有利水滲濕、健脾安神等作用，現代醫學研究發現茯苓能增加尿中鉀、鈉、氯等電解質的排出，適用於各類型水腫問題。

白朮

具有補氣健脾、燥濕利水等作用，對於脾胃氣虛，運化無力造成的痰飲水濕，有很好的利水作用，搭配茯苓是治療痰飲肥胖常用組合。

穴道按摩

以拇指按揉，每天 3-5 次，每次 5 分鐘。

| Tips | 足三里穴按揉力度宜深宜重。

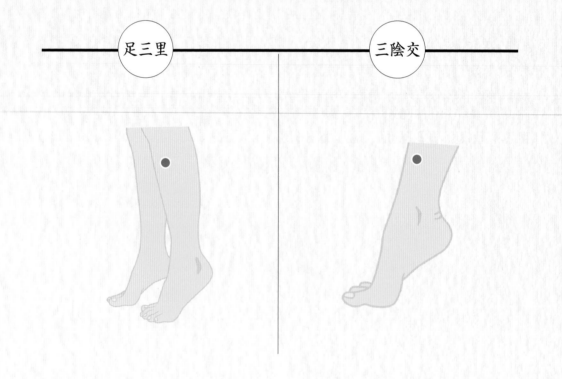

足三里　　　　　　三陰交

亞健康專科

骨質疏鬆症

骨質疏鬆症是老年人經常出現的疾病，主要是因為骨質的溶解超過骨質的形成，骨骼裡的鈣質不斷流失，造成骨頭出現了許多的孔隙，使得骨質稀鬆萎縮，骨質含量與骨小樑減少，骨骼強度便會降低，而容易骨折。

發生在老年人的骨質疏鬆多為原發性，又稱退化性骨質疏鬆症，早期並沒有明顯的症狀，大部分人都是因為發生骨折之後才發現。其症狀表現通常是骨頭會有多處疼痛、無力、關節變形、脊椎側彎等，這些症狀常發生在大腿骨、背部、腰部、骨盆部位等。骨質疏鬆症患者，常因脊椎骨折後，骨頭塌陷，以致於患者會有駝背或變矮的情況，這時就需要就醫治療，以免情況惡化。

以中醫學的角度來看，骨質疏鬆症與「腎」較有關係，「腎主骨生髓」，骨骼的生長發育與強弱程度均與腎功能有密切關係。此外，腎是先天之本須靠後天脾胃的運化，使氣血精氣來源充足，才能發揮腎的正常功能，所以骨質疏鬆症與脾胃也有重要關聯。

老年性骨質疏鬆在中醫大致可分為以下類型，臨床治療需辨證而後施治。

1. 腎陽虛型

這類型的人其主要症狀表現為腰膝濕冷、疼痛、四肢萎軟，常伴隨有精神疲倦、四肢冷、小便量多色白，觀察舌頭顏色淡且舌苔白色。臨床治療以「補腎壯陽」為主，可多吃溫補腎陽的藥食，例如熟地黃、杜仲、鹿茸、肉桂、菟蒜子、枸杞子、山藥等。

2. 肝腎虛型

這類型的患者以更年期女性較多見，主要症狀為腰膝酸軟且是綿綿作痛，反覆發作，常伴隨有五心（手心、腳心、胸口）煩熱、頭暈目眩、口燥咽乾、失眠，觀察舌頭顏色偏紅且舌苔少。臨床治療以「補肝益腎、強筋壯骨」為主，可多吃當歸、白芍、熟地黃、山藥、枸杞子、山萸肉、杜仲等滋補肝腎的藥食。

3. 氣血虛型

這類型的人主要症狀為腰膝酸軟無力，局部隱隱作痛，常會伴隨有精神倦怠、氣短懶言、食慾不振、臉色蒼白、頭暈目眩等現象。臨床治療以「補氣血」為主，常用的補益方——「八珍湯」，就可以到氣血雙補效果，可多吃黨參、白朮、當歸、白芍、川芎、熟地黃、黃耆、紅棗等藥食。

4. 脾氣虛型

這類型的人除了腰膝酸軟、疼痛，還會伴隨有四肢乏力、食慾不振、腹脹、大便稀軟等現象，多半是體瘦、臉色蒼白，觀察舌頭顏色淡且舌苔色白或厚膩。臨床治療以「補氣健脾」為主，常用的健脾益氣藥有黨參、茯苓、白朮、山藥、薏苡仁、陳皮、黃耆等。

醫師的
小叮嚀

1. 留意骨質疏鬆的前兆，例如：向前彎腰時容易腰痛不適，起床時會覺得腰酸背痛，背部長期隱隱作痛。

2. 養成規律的運動習慣，以快走、散步、慢跑、爬樓梯、騎腳踏車、游泳為佳。可配合負重運動，如舉啞鈴或礦泉水做肢體伸展，快走時腳踝可綁上沙包增加重量。

3. 維持適當的體重，不宜過重，以免增加膝蓋、髖關節負荷。

4. 多吃富含維生素 D 與鈣、鎂的食物，如魚類、奶類、蛋類、堅果類、豆類、深顏色蔬菜水果。

5. 避免喝酒、抽菸，減少攝取茶、咖啡、可樂等含咖啡因的飲料。

6. 適度的曬太陽，可幫助體內維生素 D 的形成，每天早上 10 點之前下午 2 點以後外出照陽光 10 ～ 15 分鐘較佳。

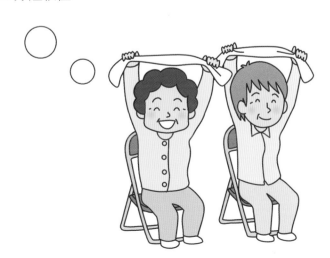

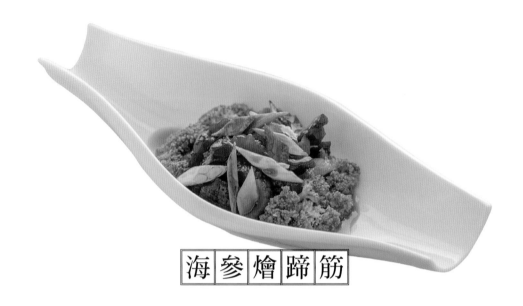

海參燴蹄筋

材料

杜仲	8 公克	胡蘿蔔片	20 公克
續斷	2 公克	蔥段	10 公克
枸杞	10 公克	薑片	10 公克
烏參	150 公克	香菇片	10 公克
蹄筋	50 公克	辣椒	10 公克
筍片	20 公克		

調味料

米酒	15 毫升
醬油膏	30 毫升
鹽	5 公克
糖	20 公克
太白粉水	30 公克

作法

1. 將藥材洗淨用濾袋裝起來，加入 300c.c. 的水，外鍋加入 1 米杯水，蓋上電鍋鍋蓋，按下開關蒸煮，開關跳起後去渣取汁。

2. 烏參、蹄筋先以蔥、薑、米酒煮約 3 分鐘去腥，胡蘿蔔、筍和香菇切片。

3. 爆香辛香料後炒香蠔油加入烏參、蹄筋、筍片、胡蘿蔔片，炒勻加入藥汁、小火燜煮約 5 分鐘，最後調味勾芡即可。

大補帖

補|骨|脂

具有補腎助陽、固精縮尿等作用，對於因為腎陽不足引起的腰膝冷痛、頻尿等問題均有不錯的效果，是臨床上用於老年性骨質疏鬆預防常用藥。

續|斷

能補肝腎、強筋骨、續折傷，對於骨質疏鬆患者有幫助，預防骨質流失。

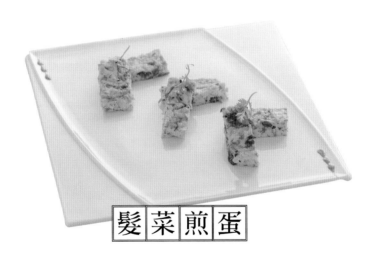

髮|菜|煎|蛋

材料

蛋	240 公克
黑芝麻	10 公克
枸杞	8 公克
吻仔魚	40 公克
髮菜	4 公克
蔥	15 公克

調味料

鹽	3 公克

作法

1. 將蛋打散，蔥切蔥花，髮菜與枸杞泡水備用，將蛋汁與主材料和調味料拌均備用。

2. 鍋內倒入蛋液以小火煎熟，再翻面煎熟即可。

穴道按摩

以食指按揉三陰交穴、
腎俞穴與絕骨穴,每天
3 ~ 5 次,每次 5 分鐘。

三陰交

腎俞

絕骨

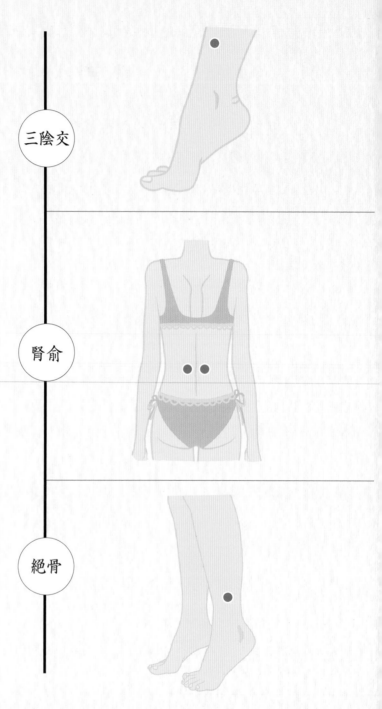

亞健康專科

失眠

多數老年人晚上睡眠時間較短，白天常常需要補眠或睡午覺，但如果連續一個月出現輾轉反側難以入睡，或是淺眠易醒、多夢、醒後不易入睡等睡眠問題，白天會因為睡眠品質差而出現精神疲乏、專注力不足、情緒欠佳等現象，這些都屬於睡眠障礙，而失眠只是眾多睡眠障礙之一。

古代中醫學稱失眠為「不寐」、「不得眠」或「目不瞑」。引起失眠的原因很多，包含飲食沒有節制、情緒失常、過度疲勞、思慮過度、久病或大病之後、年老體虛等，這些因素致使五臟六腑產生病變，影響氣血運行，心神失養，神不守舍，就會引發失眠。

老年人的失眠主要分為以下幾種類型，臨床仍需經過辨證之後施治。

1. 心陰虧虛型：

這類型的失眠表現為不容易入睡，睡了也多夢易醒，常伴隨有心悸、心煩、健忘，容易口燥咽乾、潮熱盜汗、手足心熱，口燥咽乾，觀察舌頭顏色紅且少津。臨床治療以「滋陰養心神」為主，常用的方劑為天王補心丹加減，可以多吃柏子仁、酸棗仁、天門冬、麥門冬、人參、五味子等藥食。

2. 心腎不交型:

這類型的失眠症狀表現是難以入睡,甚至徹夜不能入睡,伴隨有健忘、頭暈耳鳴、潮熱盜汗、五心(手心、腳心及胸口)煩熱、腰膝痠軟,觀察舌頭顏色紅舌苔少。臨床治療以「滋腎水、降心火」為主,可用黃連、阿膠、黃芩、白芍組成的黃連阿膠與天王補心丹加減來調理。

3. 心脾兩虛型:

這類型的失眠主要是因為思慮過度所引起,症狀表現是多夢且易醒,常伴隨有臉色蒼白或萎黃,身體倦怠,氣短懶言,食慾不振,大便稀軟,觀察舌頭色淡舌苔淡薄。臨床治療以「健脾益氣、養血安神」為主,可用八珍湯或歸脾湯來做調理。

4. 膽氣虛型:

這種類型的人經常會感覺恐懼、害怕而不能獨自睡覺,入眠後容易驚醒,常伴隨有頭暈目眩,容易唉聲嘆氣,嘴巴帶苦味,嘔苦汁,觀察舌頭顯胖大而色淡。臨床治療以「溫膽、益氣、寧神」為主,可選用酸棗仁、白芍、遠志等藥物。

**醫師的
小叮嚀**

1. 生活作息要規律,避免過早入睡,大約晚上 10 點入睡較適合。每天中午午睡不宜過久,不超過 30 分鐘,以免影響晚上入睡。

2. 飲食宜清淡,尤其晚餐不宜吃得過於油膩或過量,因為中醫認為「胃不合則臥不安」,過飽或大魚大肉會影響入睡與睡眠品質。

3. 晚餐後不宜攝取過多水分,以免夜尿而影響睡眠品質。

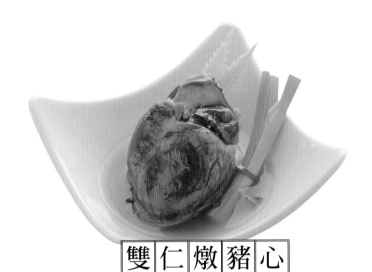

雙仁燉豬心

材料

柏子仁　8公克
酸棗仁　8公克
豬心　　300公克
蔥段　　10公克
嫩薑片　10公克

調味料

鹽　　3公克
糖　　3公克
米酒　5毫升

作法

1. 將豬心洗淨瀝乾備用。

2. 將柏子仁及酸棗仁放入豬心內，放入燉盅中，加入蔥段、嫩薑片、水及調味料，電鍋外鍋加入1米杯水，按下電源鍵。

3. 待電源鍵跳起，加入少許鹽、米酒調味，即可食用。

Dr.Wu's
食療補帖

酸棗仁

具有養心、益肝、安神等作用，是臨床治療各種類型失眠常用藥，對於陰血虛，心失所養導致的心悸失眠，或肝虛有熱的虛煩失眠，或心脾氣虛、心腎不交的心悸失眠均可使用。

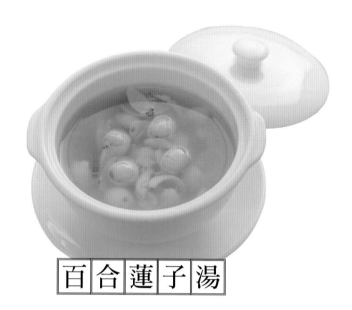

百合蓮子湯

材料

百合　　20公克
合歡皮　4公克
茯神　　12公克
蓮子（去心）　16公克

調味料

冰糖　　20公克

作法

1. 百合、蓮子、浸泡一晚備用。

2. 將500c.c.水及藥材置入不鏽鋼鍋中，電鍋外鍋加入1米杯水，按下電源鍵，待電源鍵跳起後，再加入冰糖調味即可。

**Dr.Wu's
食療補帖**

百合

具有養陰清心安神等作用，可用於改善虛煩、驚悸、失眠多夢等症狀，可以沖煮成茶飲或做成甜品、湯粥食用。

穴道按摩

以拇指按壓，每天 3 ～ 5 次，每次 5 分鐘。

| Tips | 入睡前可泡腳 10 ～ 15 分鐘後再
按揉三陰交穴。

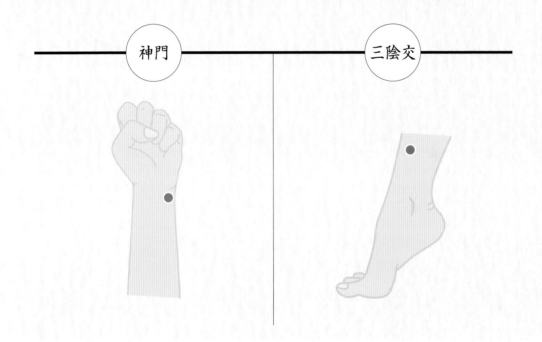

亞 健 康 專 科

高血壓

　　高血壓是中老年常見慢性病，由於血壓的偏高是漸進式的，我們的身體自己會慢慢習慣血壓高造成的症狀，例如頭痛、頭暈、肩頸僵硬、視力模糊等，因而忽略及早治療，所以高血壓又被稱為「沉默的殺手」。西醫對於高血壓定義如下：

分類	收縮壓（mmHg）		舒張壓（mmHg）
正常	<120	和	<80
高血壓前期（警示期）	120～139	或	80～89
第一期高血壓	140～159	或	90～99
第二期高血壓	≧ 160	或	≧ 100

【資料來源】衛生福利部國民健康署

　　從中醫理論，高血壓可歸屬為「眩暈症」、「肝風」、「肝陽」、「頭風」等病證，主要病理機轉為風、火、痰、瘀、虛等方面。常見證型為以下幾種，臨床治療仍需辨證而後施治。

1. 肝陽上亢型：

　　這類型高血壓的主要症狀表現為頭痛、頭暈、耳鳴、心煩、口苦、口乾、失眠，觀察舌頭舌邊與尖色紅，舌苔呈薄黃。臨床治療以「平肝潛陽、清火

降壓」為主，常用藥物為天麻、鉤藤、牛膝、龍骨、夏枯草等。

2. 痰濁中阻型：

通常高血壓早期大多屬於這種證型，症狀表現以頭眩暈、頭重、肢體麻木為主，常伴隨有胸悶、痰多欲嘔，觀察舌頭色紅且舌苔膩。臨床治療以「健脾化痰」為主，脾為生痰之源，脾健運則痰就能排出，可選用茯苓、葛根、川芎、蒼朮、白朮、山楂、澤瀉等藥物。

3. 陰陽兩虛型：

長期高血壓者多半會是這種類型，主要症狀表現為頭痛、頭昏劇烈、耳鳴眼花、心悸、氣短、胸悶，常伴隨有肢體麻木、腰腿痠軟無力、足跟痛、尿頻等症狀。臨床治療以「滋陰助陽」為主，金匱腎氣丸加減是常用的方劑，常用藥物有乾地黃、山藥、山茱萸、澤瀉、丹皮、天麻、杜仲等。

醫師的
小叮嚀

1. 定時量血壓並記錄，以便回診時供醫師做參考。

2. 維持規律運動的習慣，如散步、慢跑、氣功、騎腳踏車、游泳等。

3. 保持適當體重，體重如果超重要適度控制飲食、減輕體重。

4. 採取低鹽、低油及高纖飲食，避免吸菸，飲酒需適度控制。

5. 遵照醫囑按時服用藥物，不自行增減藥物劑量。

炒三脆

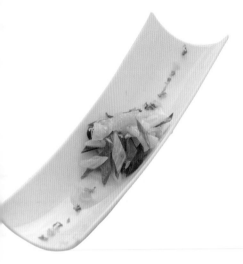

材料

天麻	8 公克
鉤藤	8 公克
白芍	4 公克
蒟蒻	50 公克
海蜇頭	50 公克
黑木耳	50 公克
青椒	15 公克
洋蔥	30 公克
蔥	15 公克
蒜	5 公克

調味料

白醋	5 毫升
醬油	15 毫升
鹽	5 公克
麻油	5 公克
太白粉水	5 公克

作法

1. 將藥材洗淨用濾裝起來，用 1 杯水燒開，轉小火熬約 20 分鐘，過濾取藥汁備用。

2. 蒟蒻切片，青椒去子洗淨同洋蔥切小塊，黑木耳用水泡軟亦切片。海蜇頭先用水泡半天，熱水汆燙 10 秒再放入冷水浸泡，也切成小塊，蔥切段，蒜頭切片備用。

3. 起少許熱油鍋，放入辛香料爆香後放入調味料及藥汁炒香，再放入蒟蒻和黑木耳炒熟後，放入海蜇頭拌炒一下後再放入青椒勾薄芡即可。

Dr.Wu's
食療補帖

天麻

具有息風止痙、平抑肝陽等作用，是臨床用於肝陽上亢引起眩暈、頭痛常用藥物，經常與鉤藤一起使用。

鉤藤

具有息風止痙、清熱平肝等作用，既能清肝熱，又能平肝陽，對於肝火上攻或肝陽上亢的頭痛、眩暈效果很好，近年來用來治療高血壓，具有溫和的降壓作用。

穴道按摩

以拇指按壓太衝穴、湧泉穴，每天 3 ～
5 次，每次 5 分鐘。

| Tips | 湧泉穴按壓宜深宜重。

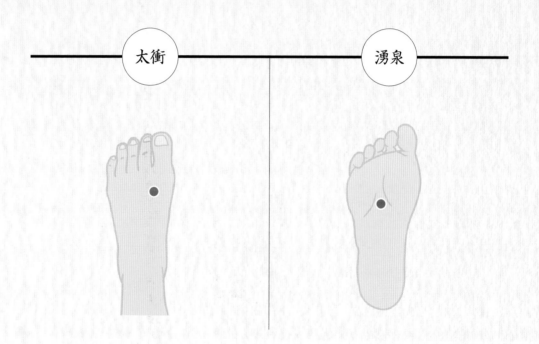

太衝　　　湧泉

亞健康專科

糖尿病

糖尿病為門診中最常見的內分泌代謝疾病，是全身血管系統的殺手，因為它會造成全身大小血管病變，最終引發各種慢性合併症，包括視網膜病變、腎臟病變、神經病變、動脈硬化症、心臟病、中風等。

西醫對於糖尿病的診斷：

（一） 糖化血色素（HbA1c）≧ 6.5%

（二） 空腹血漿血糖≧ 126 mg/dL

（三） 口服葡萄糖耐受試驗第 2 小時血漿血糖≧ 200 mg/dL

（四） 典型的高血糖症狀（多吃、多喝、多尿與體重減輕）且隨機血漿血糖≧ 200 mg/dL

以上 4 項，非懷孕狀況下只要符合其中 1 項即可診斷為糖尿病（前三項需重複驗證 2 次以上） 【資料來源】衛生福利部國民健康署

中醫並無「糖尿病」這個病名，但其症狀表現類似於「消渴」，所以臨床治療多依照消渴證來辨證論治。根據糖尿病病程發展的不同階段，處方用藥均有所不同。發病早期大多為陰虛燥熱，症狀多為吃多、喝多、尿多（三多）及體重減輕，治療以「滋陰清熱」為主；病程發展至中期，多為氣陰兩虛，症狀以倦怠、乏力、口乾為主，此時

小血管可能已開始病變，因而出現視力模糊、手腳麻木或尿中會出現微量白蛋白，中期的治療以「益氣養陰」為主；病程末期多演變為陰陽兩虛，此時期通常有多種併發症，尤其是大血管病變，例如心血管疾病、中風、尿毒症等，此時除了兼顧調補陰陽，還要根據出現的合併症做個別治療。

中醫將消渴證型分為三類，臨床仍需辨證而後施治。

1、肺熱津傷型

這類型糖尿病患者的臨床表現為煩渴多飲、口乾舌燥、尿頻且量多，形體日漸消瘦，觀察舌頭會發現舌邊與舌尖色紅，舌苔呈薄黃。臨床治療以「清熱潤肺、生津止渴」為主，常用藥物有天花粉、葛根、麥冬、生地黃等，蓮藕汁有生津清熱與養陰作用，可適量食用。

2、胃熱熾盛型

這類型糖尿病的臨床症狀表現為多食善飢、大便乾燥、形體消瘦，觀察舌頭舌苔呈黃燥。臨床治療以「清胃瀉火、養陰增液」為主，經常選用玉女煎加減作為治療方劑，常用藥物有石膏、知母、玄參、生地黃、麥冬等。

3、腎陰虧虛型

糖尿病後期多屬於此種類型，其臨床症狀表現以尿頻量多，尿液呈混濁如膏脂，且手足心熱、倦怠乏力、腰膝痠軟、頭暈耳鳴、口唇與皮膚乾燥，

觀察舌頭顏色偏紅且舌苔少。臨床治療以「滋陰補腎」為主，最常用的方劑為六味地黃丸加減來滋腎陰，可選用熟地黃、枸杞子、五味子、山藥、茯苓等藥食。

醫師的 小叮嚀

1. 定期監測血糖值並做記錄，以便醫師做為治療參考。

2. 維持作息規律，要有適度的運動，保持精神情緒平和。

3. 三餐定食定量，飲食要節制，宜清淡，少油、少糖、少鹽、高纖維，並忌菸酒。

4. 保持理想體重，根據研究體重減少 7 ~ 10% 可有效控制糖尿病病情。

5. 遵照醫囑按時服用藥物，不自行增減藥物劑量。

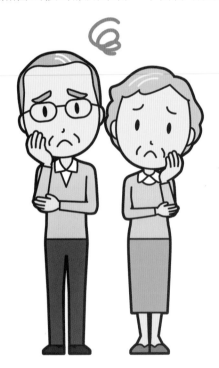

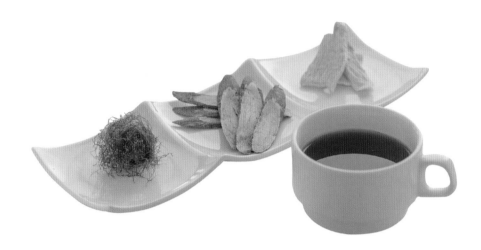

消 渴 茶

材料

黃耆	190 公克
山藥	114 公克
玉米鬚	38 公克
水	1500 毫升

作法

1. 藥材略為洗淨後備用。

2. 把藥材一起放入鍋中,以清水 1500c.c. 熬至剩 750c.c. 的水即成。

| Tips | 可當茶水飲用。

Dr.Wu's
食療補帖

玉 米 鬚

具有利尿瀉熱、平肝利膽等作用,可幫助血壓和血糖保持穩定,所以糖尿病引起的高血壓、腎臟病,可經常用玉米鬚煮水飲用。

穴道按摩

以食指按揉陽池穴、然谷穴與廉泉穴，每天3～5次，每次 5 分鐘。

陽池

然谷

廉泉

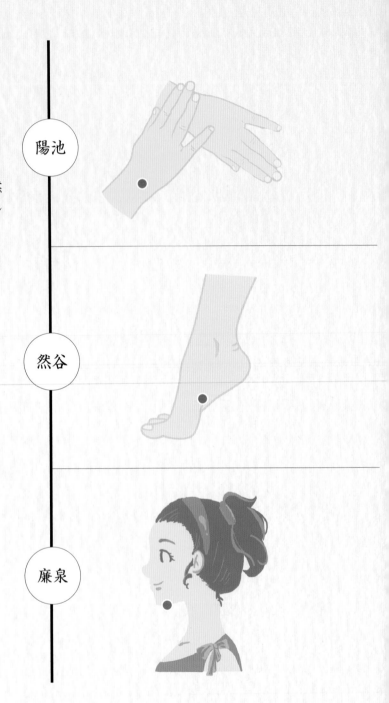

亞健康專科

高血脂症

　　高血脂症是中老年人常見的疾病之一，可能導致動脈硬化、心血管疾病。血脂是指血液中的脂肪，包含膽固醇、三酸甘油脂、磷脂質等，均屬於脂溶性，必須與血漿蛋白結合成脂蛋白，才能藉由血液運輸到各器官和身體組織，因此高血脂症就是血液中的膽固醇、三酸甘油脂增加所造成的，當血液中流通之膽固醇或三酸甘油脂之濃度高於正常值時，即稱為「高血脂症」。

　　西醫診斷標準如下表：

分類	理想值（mg/dl）	邊緣值（mg/dl）	危險值（mg/dl）	高危險值（mg/dl）
總膽固醇（非禁食）	< 200	200 ～ 239	> 240	> 240
三酸甘油脂（禁食 12 小時）	< 200	200 ～ 400	400 ～ 1000	> 1000
低密度脂蛋白（禁食 12 小時）	< 130	130 ～ 159	160 ～ 189	> 190
高密度脂蛋白	> 35	> 35		

【資料來源】衛生福利部國民健康署

　　在中醫典籍並無高血脂症的病名，但早在《黃帝內經》就有「膏」、「脂」的概 ，從臨床症狀表現來看，與許多中醫典籍的「痰濕」、「濁阻」、「肥胖」相似。當人到了中年，腎氣會逐漸衰敗，因此五臟六腑的精氣也會漸減，氣血越來越虛，形成血脈瘀滯因而產生高血脂症。歸究病因多因飲食不節制損傷脾胃、勞心思慮過度、老年機能退化所致。

中醫將高血脂症證型分為以下幾種，臨床仍需經過詳細辨證而後施治。

1. 脾虛痰盛型

這類型的人體型微胖、腹部肥滿、肢體困重、食慾差、容易有痰、大便稀軟不成形，小便少，觀察舌頭胖大且舌苔呈白膩狀。臨床治療以「健脾燥濕、消脂除痰」為主，可以用陳皮、半夏、茯苓、膽星、竹茹、白朮等藥物來改善。

2. 濕熱鬱結型

這類型的人容易感覺腹脹滿、四肢困重、肌膚或眼瞼有黃色斑或結節、食慾差、常會感覺噁心有痰、容易口渴、口乾、口臭、口苦、大便硬、小便黃，觀察舌苔呈黃膩狀。臨床治療以「清利濕熱」為主，常用藥物有菊花、荷葉、決明子、茯苓、薏苡仁、玉米鬚等。

3. 脾腎 虛型

這類型的人容易腹脹納呆、體倦乏力且經常呈現浮腫狀態，常伴隨有食慾不振、腰腿痠軟、耳鳴眼花、小便量少。臨床治療以「健脾補腎」為主，常用女貞子、菟絲子、首烏、黑芝麻、生地黃等藥物做治療。

**醫師的
小叮嚀**

1. 高血脂常與糖尿病合併發生，因此除了定期抽血追蹤血脂變化，也要經常觀察血糖值。
2. 維持作息規律，要有適度的運動，保持精神情緒平和。
3. 三餐定食定量，飲食要節制，宜清淡、少油、少糖、少鹽、高纖維，並忌菸酒。
4. 遵照醫囑按時服用藥物，不可自行增減藥物劑量。

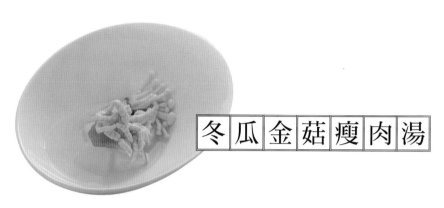

冬瓜金菇瘦肉湯

材料

冬瓜	300 公克
鮮金菇	75 公克
瘦肉	150 公克
水蓮菜	10 公克
紅蘿蔔	20 公克
山楂	20 公克
紅麴	20 公克

調味料

鹽	少許

作法

1. 冬瓜切 3 公分塊狀、金菇去根部，再用水蓮菜綁住，紅蘿蔔切片，瘦肉切片備用。

2. 瘦肉汆燙去血水備用。

3. 不鏽鋼鍋加入 1000c.c. 清水，以及冬瓜、鮮金菇、紅蘿蔔及瘦肉。電鍋外鍋加入 1 米杯水，按下電源鍵，待電源鍵跳起後，加入鹽調味即可。

Dr.Wu's 食療補帖

紅麴

具有活血化瘀、健脾消食等功效，現代醫學將紅麴製成保健食品，用於調節血脂、膽固醇。紅麴色赤性甘溫，入營而破血、活血和血，血脂偏高者可經常以紅麴入菜。

山楂

具有消食化積、行氣散瘀的作用，對於因為過食肉類造成的積滯，山楂能有效消積化滯。目前常用山楂單味藥來治療冠心病、高血壓、高血脂症。

穴道按摩

以拇指按壓豐隆穴、承山穴，每天 3～5 次，每次 5 分鐘。

| Tips | 以上穴位按壓力度宜重。

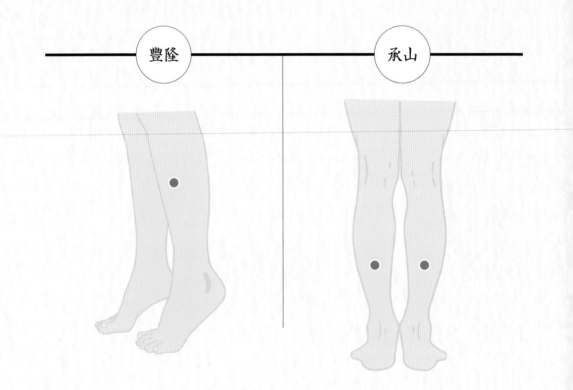

豐隆 承山

亞健康專科

健腦益智

　　現代人的生活壓力大、作息不正常，長時間集中注意力工作，導致腦力過度消耗，因而出現健忘、注意力不集中等現象。腦力不足的原因，除了用腦過度，長期過度疲勞，睡眠不足或睡眠品質不佳也是重要因素。另外，隨著年齡的增長會讓身體許多器官的功能漸漸退化，腦部功能也會開始衰退，相對記憶力也會減退，但記憶力減退也可能是腦血管病變的先兆，中老年人不得不特別留意這部分的變化，必須觀察是否同時伴隨有頭痛、頭暈、失眠或情緒異常變化。

　　從中醫學的角度來看，腦神經系統是由「心」所管轄，《黃帝內經·素問》中提到：「心者，君王之官，神明出焉。」中醫觀點，心的生理功能為「主神志」和「主血脈」，所以「心」不單指現代醫學所稱的心臟，大腦皮質、神經系統與內分泌系統都歸屬於「心」系統，因此要養腦就要養心。

　　從現代醫學理論，大腦的微循環變差，是造成腦部功能退的原因之一，所以改善血液循環對於心腦功能的發揮是有助益的，因為血液是神志活動的基礎，唯有氣血充盈才能使得氧氣與營養順利地供應腦部，讓腦發揮正常功能。因此要養心神，可以用當歸、黃耆、川芎、

阿膠、紅棗等中藥來補氣血。

　　從營養學角度，多吃含卵磷脂、麩胺酸的食物，例如蛋黃、大豆、蜂蜜、魚類、貝類，以及富含維生素 B 群的食物，如全穀類、奶類、深色蔬菜水果，均能提升大腦活動功能，延緩大腦衰老。

　　除了改善腦部微循環，供給充足的氣血與營養，養心最重要的是「安神志」。中醫認為，七情（喜、怒、憂、思、悲、恐、驚）內傷，情緒波動過大，或持續時間過長，都會導致五臟六腑的氣機逆亂失調，由於心臟主藏神又主血脈，因此情緒不穩對於神志和血脈的影響最明顯，所以要養心就要「恬淡虛無，精神內守」，這樣才能真氣順暢，精神守於內，疾病無處生。

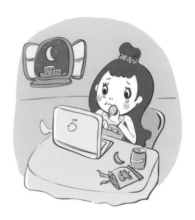

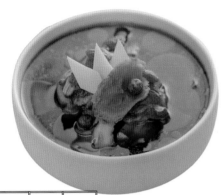

益智湯

調味料

鹽	少許
米酒	少許

材料

東洋參	4 公克
當歸	4 公克
川芎	2 公克
谷精子	8 公克
枸杞	40 公克
雞腿	300 公克
生薑	20 公克
遠志	10 公克
石菖蒲	10 公克

作法

1. 藥材（枸杞除外）置鍋內，加水 800c.c.，電鍋外鍋加入 1 米杯水，按下電源鍵，待電源鍵跳起後，過濾取湯汁備用。

2. 雞腿洗淨切塊汆燙去血水入燉盅，再放入枸杞、生薑、米酒少許，加入 5 杯水和藥湯，以淹過材料為準。

3. 燉盅加蓋入電鍋蒸熟後加鹽調味即可（外鍋約 1 杯水）。

**Dr.Wu's
食療補帖**

遠志

具有寧心安神、祛痰開竅等作用，遠志入心腎，既能寧心安神，又能通腎氣，適合心腎不交引起的健忘者使用。

石菖蒲

具有開竅寧神、化濕和胃的作用，既能開心竅、去濕濁又能醒神志，常與茯苓、遠志、龍骨等藥物配合用於改善健忘症狀。

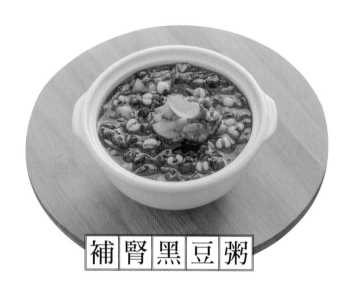

補腎黑豆粥

材料

黑豆	20 公克
黑米	150 公克
黑芝麻	5 公克
百合	10 片
薏苡仁	100 公克
核桃	2 個

調味料

紅糖	5 公克

作法

1. 黑豆、黑米、百合、薏苡仁淘洗乾淨，分別用冷水浸泡 3 小時，撈出瀝乾水分備用。

2. 不鏽鋼鍋內加入 500 c.c. 冷水，放入薏苡仁、黑豆、黑米、百合，電鍋外鍋加入 1/2 米杯水，按下電源鍵，燜煮至成粥狀，待電源鍵跳起後，加入紅糖，即可食用。

| Tips | 每天早、晚餐溫熱服。

穴道按摩

1. 以拇指按壓風池穴，每天 3 ～ 5 次，每次 5 分鐘。
2. 以手指輕敲頭頂（百會與四神聰），每天 3 ～ 5 次，
   每次 20 下。

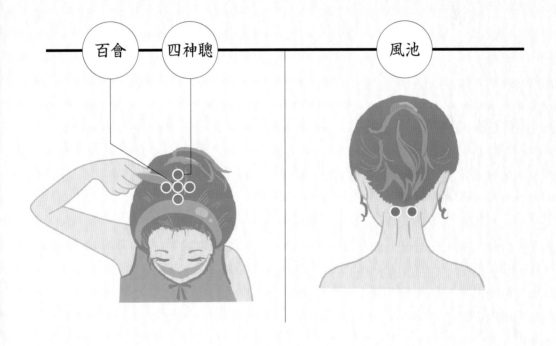

測測看，你是哪一種體質？

平和體質

請根據近一年的體驗和感覺，回答以下問題	沒有（根本不）	很少（有一點）	有時（有些）	經常（相當）	總是（非常）
（1）您精力充沛嗎？	1	2	3	4	5
（2）您容易疲勞嗎？*	5	4	3	2	1
（3）您說話聲音低弱無力嗎？*	5	4	3	2	1
（4）您感到悶悶不樂、情緒低落嗎？*	5	4	3	2	1
（5）您比一般人較不耐受寒冷（冬天的寒冷、夏天冷空調或電扇等）嗎？*	5	4	3	2	1
（6）您能適應外界自然和社會環境的變化嗎？	1	2	3	4	5
（7）您容易失眠嗎？*	5	4	3	2	1
（8）您容易忘事（健忘）嗎？*	5	4	3	2	1
判斷結果：□是 □傾向是 □否					

註：標有 * 的條目需先逆向算分，即 1 → 5，2 → 4，3 → 3，4 → 2，5 → 1。

氣鬱體質

請根據近一年的體驗和感覺，回答以下問題	沒有 （根本不）	很少 （有一點）	有時 （有些）	經常 （相當）	總是 （非常）
（1）您感到悶悶不樂、情緒低落嗎？	1	2	3	4	5
（2）您容易精神緊張、焦慮不安嗎？	1	2	3	4	5
（3）您多愁善感、感情脆弱嗎？	1	2	3	4	5
（4）您容易感到害怕或受到驚嚇嗎？	1	2	3	4	5
（5）您脅肋部或乳房脹痛嗎？	1	2	3	4	5
（6）您會無緣無故歎氣嗎？	1	2	3	4	5
（7）您咽喉部有異物感，且吐之不出、咽之不下嗎？	1	2	3	4	5
判斷結果：□是　□傾向是　□否					

特稟體質（過敏體質）

請根據近一年的體驗和感覺，回答以下問題	沒有（根本不）	很少（有一點）	有時（有些）	經常（相當）	總是（非常）
（1）您沒有感冒時也會打噴嚏嗎？	1	2	3	4	5
（2）您沒有感冒時也會鼻塞、流鼻涕嗎？	1	2	3	4	5
（3）您有因季節變化、溫度變化或異味等原因而咳嗽的現象嗎？	1	2	3	4	5
（4）您容易過敏（對藥物、食物、氣味、花粉或在季節交替、氣候變化時）嗎？	1	2	3	4	5
（5）您的皮膚容易起蕁麻疹（風團、風疹塊、風疙瘩）嗎？	1	2	3	4	5
（6）您的皮膚因過敏出現過紫癜（紫紅色瘀點、瘀斑）嗎？	1	2	3	4	5
（7）您的皮膚一抓就紅、並出現抓痕嗎？	1	2	3	4	5
判斷結果：口是 口傾向是 口否					

血瘀體質

請根據近一年的體驗和感覺，回答以下問題	沒有 （根本不）	很少 （有一點）	有時 （有些）	經常 （相當）	總是 （非常）
（1）您的皮膚在不知不覺中會出現青紫瘀斑（皮下出血）嗎？	1	2	3	4	5
（2）您兩顴部有細微紅絲嗎？	1	2	3	4	5
（3）您身體上有哪裡疼痛嗎？	1	2	3	4	5
（4）您面色晦暗或容易出現褐斑嗎？	1	2	3	4	5
（5）您容易有黑眼圈嗎？	1	2	3	4	5
（6）您容易忘事（健忘）嗎？	1	2	3	4	5
（7）您口唇顏色偏黯嗎？	1	2	3	4	5
判斷結果：□是 □傾向是 □否					

痰濕體質

請根據近一年的體驗和感覺，回答以下問題	沒有（根本不）	很少（有一點）	有時（有些）	經常（相當）	總是（非常）
（1）您感到胸悶或腹部脹滿嗎？	1	2	3	4	5
2）您感到身體沉重不輕鬆或不爽快嗎？	1	2	3	4	5
（3）您腹部肥滿鬆軟嗎？	1	2	3	4	5
（4）您有額部油脂分泌多的現象嗎？	1	2	3	4	5
（5）您上眼瞼比別人腫（上眼瞼有輕微隆起的現象）嗎？	1	2	3	4	5
（6）您嘴裡有黏黏的感覺嗎？	1	2	3	4	5
（7）您平時痰多，特別是咽喉部總感到有痰堵著嗎？	1	2	3	4	5
（8）您舌苔厚膩或有舌苔厚厚的感覺嗎？	1	2	3	4	5
判斷結果：□是 □傾向是 □否					

氣虛體質

請根據近一年的體驗和感覺，回答以下問題	沒有 （根本不）	很少 （有一點）	有時 （有些）	經常 （相當）	總是 （非常）
（1）您容易疲乏嗎？	1	2	3	4	5
（2）您容易氣短（呼吸短促，接不上氣）嗎？	1	2	3	4	5
（3）您容易心慌嗎？	1	2	3	4	5
（4）您容易頭暈或站起時暈眩嗎？	1	2	3	4	5
（5）您比別人容易患感冒嗎？	1	2	3	4	5
（6）您喜歡安靜、懶得說話嗎？	1	2	3	4	5
（7）您說話聲音低弱無力嗎？	1	2	3	4	5
（8）您活動量稍大就容易出虛汗嗎？	1	2	3	4	5
判斷結果：□是　□傾向是　□否					

陰虛體質

請根據近一年的體驗和感覺，回答以下問題	沒有 （根本不）	很少 （有一點）	有時 （有些）	經常 （相當）	總是 （非常）
（1）您感到手腳心發熱嗎？	1	2	3	4	5
（2）您感覺身體臉上發熱嗎？	1	2	3	4	5
（3）您皮膚或口唇乾嗎？	1	2	3	4	5
（4）您口唇的顏色比一般人紅嗎？	1	2	3	4	5
（5）您容易便祕或大便乾燥嗎？	1	2	3	4	5
（6）您面部兩顴潮紅或偏紅嗎？	1	2	3	4	5
（7）您感到眼睛乾澀嗎？	1	2	3	4	5
（8）您感到口乾咽燥、總想喝水嗎？	1	2	3	4	5
判斷結果：□是 □傾向是 □否					

陽虛體質

請根據近一年的體驗和感覺，回答以下問題	沒有 （根本不）	很少 （有一點）	有時 （有些）	經常 （相當）	總是 （非常）
（1）您手腳發涼嗎？	1	2	3	4	5
（2）您胃脘部、背部或腿膝部怕冷嗎？	1	2	3	4	5
（3）您感到怕冷、衣服穿得比別人多嗎？	1	2	3	4	5
（4）您比一般人耐受不了寒冷（冬天的寒冷，夏天的冷空調或電扇等）嗎？	1	2	3	4	5
（5）您比別人容易患感冒嗎？	1	2	3	4	5
（6）您吃（喝）涼的東西會感到不舒服或者怕吃（喝）涼東西嗎？	1	2	3	4	5
（7）您受涼或吃（喝）涼東西後，容易腹瀉（拉肚子）嗎？	1	2	3	4	5
（8）您活動量稍大就容易出虛汗嗎？	1	2	3	4	5
判斷結果：□是 □傾向是 □否					

中醫體質分類判定標準

平和質為正常體質，其他 8 種體質為偏頗體質。判定標準見下表。

體質類型	條件	判定結果
平和體質	轉化分≥ 60 分	是
	其他 8 種體質轉化分均 <30 分	
	轉化分≥ 60 分	基本是
	其他 8 種體質轉化分均 <40 分	
	不滿足上述條件者	否
偏頗體質	轉化分≥ 40 分	是
	轉化分 30 ～ 90 分	傾向是
	轉化分 <30 分	否

註：範例說明：某人各種體質類型轉化分如下：平和質 75 分，氣虛質 56 分，陽虛質 27 分，陰虛質 25 分，痰濕質 12 分，濕熱質 15 分，血瘀質 20 分，氣鬱質 18 分，特稟質 10 分。根據判定標準，雖然平和質轉化分≥ 60 分，但其他 8 種體質轉化分並未全部 < 40 分，其中氣虛質轉化分≥ 40 分，故此人不能判定為平和質，應判定為氣虛質。

穴位速查與取穴方式 (按筆劃排序)

- **三陰交**：P64、P94、P104、P109、
P114、P120、P146、P152、P157
取穴方式：小腿內側，足內踝尖上
3寸，脛骨內側緣後方
凹陷處。

- **大椎**：P59
取穴方式：項背正中線第七頸椎棘
突下凹陷中。低頭時，
項後正中隆起最高且隨
俯仰轉側而活動者為第
七頸椎棘突。穴在其下
方，當第七頸椎棘突與
第一胸椎棘突間。

- **中脘**：P59
取穴方式：肚臍上正中線4寸，約
五橫指處。

- **中極**：P64
取穴方式：下腹部正中線臍中下4
寸處。

- **內關**：P77、P126
取穴方式：手腕橫紋正中，沿著兩
條筋的中間往上2寸
（約三手指寬）處。

- **天樞**：P59、P89
取穴方式：肚臍旁開2寸（約三指
幅寬）處。

- **太溪**：P64、P94、P126
取穴方式：位於足內側，內踝後方
與腳跟骨筋腱之間的凹
陷處。

- **太衝**：P104、P160
取穴方式：腳的大拇指和第二指指
縫間，往上1寸（約一
個拇指橫寬）處。

- **水分**：P89
取穴方式：肚臍上1寸，約一個拇
指寬的距離。

- **四白**：P131
取穴方式：位於瞳孔正下方，距眼
眶約1拇指寬。

- **四神聰**：P175
取穴方式：頭頂正中，百會穴前後
左右各相去1寸處，共
計四穴。

- **外關**：P69
  取穴方式：將手背朝上，從腕關節中央往手肘處約 2 寸（三指橫寬）的位置。

- **列缺**：P69
  取穴方式：腕橫紋上方 1.5 寸（二指寬）處。

- **合谷**：P69、P77、P94、P99、P114
  取穴方式：食指與拇指合攏，虎口處肌肉最高處。

- **曲池**：P94、P99
  取穴方式：手肘彎曲，手肘外側肘橫紋末端處。

- **百會**：P64、P136、P175
  取穴方式：位於頭頂正中央，從兩耳到頭頂畫一條線，再從兩眉中央往頭頂畫一條線，兩條線的交接點就是百會穴。

- **血海**：P104、P114、P120、P141
  取穴方式：大腿內側，從膝蓋骨內側的上角，上面約三指寬筋肉的溝，一按就痛的地方即為血海穴。

- **行間**：P104
  取穴方式：位於雙腳足大趾與二趾之間。

- **足三里**：P77、P84、P89、P109、P146
  取穴方式：膝蓋下緣外側凹陷處直下 3 寸（約四根手指寬）處。

- **承山**：P170
  取穴方式：位於小腿後側，提起腳後跟，小腿中央有鼓起的肌肉，肌肉下方凹陷處。

- **迎香**：P75
  取穴方式：鼻翼外緣，眼珠中心點直下的法令紋處。

- **長強**：P59
  取穴方式：位於脊椎最下方尾骨尖端處。

- **屋翳**：P89
  取穴方式：位於胸部，當第 2 肋間隙，距前正中線 4 寸。

- **胃俞**：P59
  取穴方式：在背部，當第 12 胸椎
  棘突下，旁開 1.5 寸。

- **風池**：P175
  取穴方式：後腦勺、後枕部兩側入
  髮際一寸的凹陷中，將
  大拇指、中指自然放到
  枕骨兩邊，輕輕的滑
  動，到後枕部有明顯的
  兩個凹陷就是風池穴。

- **氣海**：P64、P120、P141
  取穴方式：位於肚臍以下 1.5 寸（約
  兩指寬）的位置。

- **神門**：P126、P157
  取穴方式：位於手腕處，掌心朝向
  自己時，在小指向下延
  伸、手腕關節的橫紋
  處，有個骨頭之間的凹
  陷處即為神門穴。

- **陰陵泉**：P109
  取穴方式：從膝蓋內側的膝眼下量
  約 2 寸，再往脛骨邊緣
  量，也就是在小腿內側，
  膝下脛骨內側凹陷中。

- **魚腰**：P131
  取穴方式：瞳孔直上，眉毛中處為
  魚腰穴位所在之處。

- **湧泉**：P84、P136、P161
  取穴方式：位於腳底板人字狀紋路
  的交叉點。如果把腳趾
  向下捲起，腳底板的前
  1/3 中央會出現一個凹
  陷處，就是湧泉穴所在
  的位置。

- **然谷**：P166
  取穴方式：在腳內側，足弓弓背中
  部靠前的位置，可以摸
  到一個骨節縫隙，就是
  然谷穴。

- **絕骨**：
  取穴方式：位置在小腿外側，外踝
  尖上 3 寸，腓骨前緣。

- **脾俞**：P59
  取穴方式：在背部，當第 11 胸椎
  棘突下，旁開 1.5 寸。

- **腎俞**：P152
  取穴方式：腰部第二腰椎棘突下（命
  門）旁開 1.5 寸處，約
  與肋弓緣下端相平。

- **陽池**：P166

  取穴方式：陽池穴位於手腕部位，即腕背橫紋上，前對中指、無名指指縫處。

- **廉泉**：P166

  取穴方式：於人體頸上部正中，於下頜下緣與舌骨體之間，下頜下緣 1 寸的凹陷處。

- **睛明**：P131

  取穴方式：位於內眼角的鼻樑上。

- **鼻通**：P75

  取穴方式：沿著鼻翼外緣往上移動，鼻通穴就位於和鼻軟骨的交界點。

- **養老**：P141

  取穴方式：位於雙手小指下方，如同腳踝般的突起骨骼和與之相鄰骨骼的間隙。

- **瞳子髎**：P131

  取穴方式：眼眶外側邊緣，眼睛閉起來後，找到眼尾與眼眶外的交界處，再找到凹陷處就是該穴位。

- **膻中**：P89

  取穴方式：位置在胸部，當前正中線上，平第 4 肋間，兩乳頭連線的中點處為膻中穴位所在之處。

- **豐隆**：P170

  取穴方式：於小腿肌肉豐滿隆起處。小腿前外側，外踝尖上 8 寸，脛骨前緣外二橫指（中指）處。

- **關元**：P64、P120

  取穴方式：位於肚臍正下方三寸（大約四指寬）處。

- **攢竹**：P131

  取穴方式：眉頭內端，上眼眶凹陷處。

參考文獻：

顏正華主編，2011/04/01，《中藥學（上下）（高研參）》，知音出版社。

張伯臾主編 ，2010/06/01，《中醫內科學（高研參）》，知音出版社。

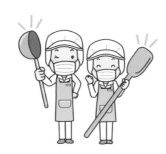

本書食譜製作感謝美和科技大學餐旅管理系多位師生協助，感謝名單如下：

校長翁順祥、食品營養系講師黃宏隆、助理教授張耀中以及中西餐飲校隊選手及助手們（葉子魁、林南海、廖國泰、王俊勝、簡資恩、黃冲穎、施千雯、涂惠雯、李佳壕、余芉余）。

另，感謝崑山科技大學助理教授林文麒、國立屏東科技大學企業管理系講師利尚仁的協助。

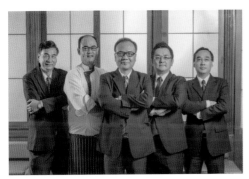

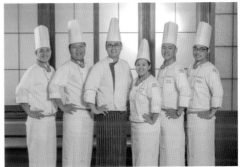

國家圖書館出版品預行編目資料

一個人到一家人的電鍋調養益膳 ： 用電鍋燉補46道湯、粥、茶
、養生藥膳X經絡按摩,調體質、養氣血 / 吳怡詩著.——初版—
—新北市：晶冠,2020.11
面；公分.——（養生館；45）

ISBN 978-986-99458-0-6（平裝）
1. 中醫　2. 藥膳　3. 食譜

413.98　　　　　　　　　　　　　　　　109015154

養生館　45

一個人到一家人的電鍋調養益膳

用電鍋燉補46道湯、粥、茶、養生藥膳
X 經絡按摩，調體質、養氣血

作　　　者　吳怡詩
行政總編　方柏霖
副總編輯　林美玲
文字整理　陳柏儒
中藥材照片提供　　陳柏儒、順天堂藥廠股份有限公司、Shutterstock
校　　　對　吳怡詩、陳柏儒
攝　　　影　陳睿杰
插　　　畫　胃酸工作室
封面設計　ivy_design
總 企 劃　馬光健康管理書院
電　　　話　07-7905261
傳　　　真　07-7905259
地　　　址　高雄市鳳山區維新路122號5樓
網　　　址　http://www.ma-kuang.com.tw
粉 絲 團　http://www.facebook.com/makuangcollege
出版發行　晶冠出版有限公司
電　　　話　02-7731-5558
傳　　　真　02-2245-1479
E－mail　ace.reading@gmail.com
總 代 理　旭昇圖書有限公司
電　　　話　02-2245-1480（代表號）
傳　　　真　02-2245-1479
郵政劃撥　12935041 旭昇圖書有限公司
地　　　址　新北市中和區中山路二段352號2樓
E－mail　s1686688@ms31.hinet.net
旭昇悅讀網　http://ubooks.tw/
印　　　製　福霖印刷有限公司
定　　　價　新台幣360元
出版日期　2021年01月　初版一刷
ISBN-13　978-986-99458-0-6

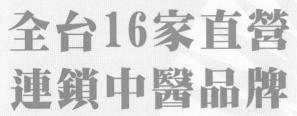

全台16家直營
連鎖中醫品牌

Ma Kuang Medical System 16 clinics in Taiwan

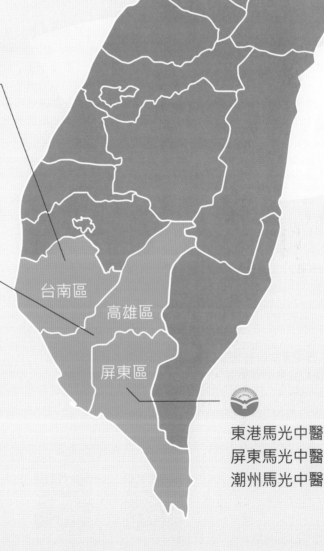

百合馬光中醫
成功馬光中醫
崇學馬光中醫

鳳山馬光中醫
建功馬光中醫
東霖馬光中醫
意凡馬光中醫
尚揚馬光中醫
明華馬光中醫
佑昌馬光中醫
橋頭馬光中醫
瑞隆馬光中醫
光華馬光中醫

台南區

高雄區

屏東區

東港馬光中醫
屏東馬光中醫
潮州馬光中醫

/ 馬光好書推薦 /

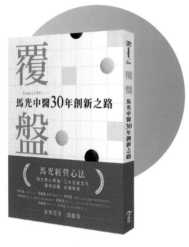

馬光中醫30年來，
勇於選擇別人不曾走過的路，
做別人沒有想過的事。

覆盤，是圍棋的專業用語，下完一盤棋之後，
高手經常會帶著另一方重新檢視一遍每一步的
布局，這是很有效率的成長，可以學習強者的
思考模式，並反省自己的錯誤，從中找出下一
盤棋獲勝的關鍵。

圍棋是千變萬化的，思考必須快速才能算盡變
化，而且從一開始就要布局，每一步都有意義。
下棋和「經營企業」很像，本書首度公開華人
世界中醫品質的標竿——馬光中醫，以學習和
省思為題，無論是任何行業的品牌拓展，都可
以實踐的成功方程式！

覆盤：馬光中醫30年創新之路
作者：馬光中醫　出版社：今周刊

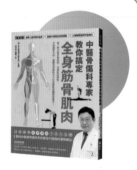

**中醫骨傷科專家教你
搞定全身筋骨肌肉**

作者：馬光中醫 高宗桂學術長
出版社：晶冠出版社

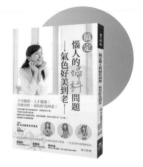

**搞定惱人的婦科問題
氣色好 美到老**

作者：馬光中醫明華院
林穎欣醫師
出版社：晶冠出版社

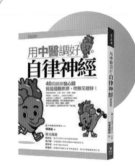

用中醫調好自律神經

作者：馬光中醫東霖院
林建昌院長
出版社：晶冠出版社

馬光醫療網

馬光醫療網FB